TSA
Título Superior em ANESTESIOLOGIA

CASOS CLÍNICOS

TSA
Título Superior em ANESTESIOLOGIA

CASOS CLÍNICOS

José Otávio Costa Auler Júnior
Domingos Dias Cicarelli

2024

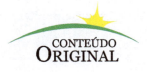

TSA – Título Superior em Anestesiologia – Casos Clínicos

Produção editorial, projeto gráfico, diagramação e capa: MKX EDITORIAL

© 2024 Editora dos Editores
Todos os direitos reservados. Nenhuma parte deste livro poderá ser reproduzida, sejam quais forem os meios empregados, sem a permissão, por escrito, das editoras.
Aos infratores aplicam-se as sanções previstas nos artigos 102, 104, 106 e 107 da Lei no 9.610, de 19 de fevereiro de 998.

Editora dos Editores
São Paulo: Rua Marquês de Itu, 408 - sala 104 Centro.
(11) 2538-3117
Rio de Janeiro: Rua Visconde de Pirajá, 547 - sala 1121 Ipanema.
www.editoradoseditores.com.br

Impresso no Brasil
Printed in Brazil
1ª impressão – 2024

Este livro foi criteriosamente selecionado e aprovado por um Editor científico da área em que se inclui. A Editora dos Editores assume o compromisso de delegar a decisão da publicação de seus livros a professores e formadores de opinião com notório saber em suas respectivas áreas de atuação profissional e acadêmica, sem a interferência de seus controladores e gestores, cujo objetivo é lhe entregar o melhor conteúdo para sua formação e atualização profissional.
Desejamos-lhe uma boa leitura!

Dados Internacionais de Catalogação na Publicação (CIP)
(Câmara Brasileira do Livro, SP, Brasil)

TSA : título superior em anestesiologia : casos clínicos / editores José Otávio Costa Auler Júnior, Domingos Dias Cicarelli. -- 1. ed. -- São Paulo : Editora dos Editores, 2024.

Vários colaboradores.
Bibliografia.
ISBN 978-65-6103-014-4

1. Anestesia 2. Anestesia - Complicações 3. Anestesiologia 4. Casos clínicos I. Auler Júnior, José Otávio Costa. II. Cicarelli, Domingos Dias.

CDD-617.96
NLM-WO-200

24-200875

Índices para catálogo sistemático:
1. Anestesiologia : Medicina   617.96

Aline Graziele Benitez - Bibliotecária - CRB-1/3129

Editores

José Otávio Costa Auler Júnior

TSA/SBA, Responsável pelo CET da Disciplina de Anestesiologia
da Faculdade de Medicina da Universidade de São Paulo, Professor Titular da Disciplina de
Anestesiologia da Faculdade de Medicina da Universidade de São Paulo.

Domingos Dias Cicarelli

TSA/SBA, Corresponsável pelo CET da Disciplina de Anestesiologia da Faculdade de Medicina da
Universidade de São Paulo.

Colaboradores

Adilson Hamaji

TSA/SBA, Corresponsável pelo CET da Disciplina de Anestesiologia da Faculdade de Medicina da Universidade de São Paulo, Anestesiologista do Instituto de Ortopedia do Hospital das Clínicas da Faculdade de Medicina da Universidade de São Paulo.

Bruno Erick Sinedino de Araújo

Médico Anestesiologista da Disciplina de Anestesiologia do Hospital das Clínicas da FMUSP, Médico Anestesiologista do Grupo de Anestesia Materno-Infantil (GAMI), TSA-SBA

Daniela Compiani Coutinho

Médica Especialista em Anestesiologia pela Disciplina de Anestesiologia da Faculdade de Medicina da Universidade de São Paulo.

Felipe Guedes Ricarte

Médico Especialista em Anestesiologia pela Disciplina de Anestesiologia da Faculdade de Medicina da Universidade de São Paulo.

Fernando Brito Cançado

Médico Preceptor da Residência em Anestesiologia do Hospital das Clínicas da Faculdade de Medicina da Universidade de São Paulo.

Fernando Nani

Supervisor da Equipe de Anestesia Obstétrica do Hospital das Clínicas da Faculdade de Medicina da Universidade de São Paulo.

Gabriel Bacagini Guedes

Médico Especialista em Anestesiologia pela Disciplina de Anestesiologia da Faculdade de Medicina da Universidade de São Paulo.

Guilherme Mota Filho

Médico Especialista em Anestesiologia pela Disciplina de Anestesiologia da Faculdade de Medicina da Universidade de São Paulo.

Henrique Ryu Yamanaka Nakano

Médico Especialista em Anestesiologia pela Disciplina de Anestesiologia da Faculdade de Medicina da Universidade de São Paulo.

I.Silvia Corrêa Soares

Médica Assistente da Divisão de Anestesia do Hospital das Clínicas da Faculdade de Medicina da Universidade de São Paulo.

ItajibaSabbag

Médico Assistente da Divisão de Anestesia do Hospital das Clínicas da Faculdade de Medicina da Universidade de São Paulo. Anestesiologista da Equipe de Transplante de Fígado do Hospital das Clínicas da Faculdade de Medicina da Universidade de São Paulo.

Lucas Del Gallo Vieira da Rocha

Médico Especialista em Anestesiologia pela Disciplina de Anestesiologia da Faculdade de Medicina da Universidade de São Paulo.

Luiz Carlos Gabriele Sucupira

Médico Especialista em Anestesiologia pela Disciplina de Anestesiologia da Faculdade de Medicina da Universidade de São Paulo.

Marcelo Waldir Mian Hamaji

TSA/SBA, Corresponsável pelo CET da Disciplina de Anestesiologia da Faculdade de Medicina da Universidade de São Paulo, Anestesiologista do Instituto de Ortopedia do Hospital das Clínicas da Faculdade de Medicina da Universidade de São Paulo.

Pedro Demarqui Ramos

Médico Especialista em Anestesiologia pela Disciplina de Anestesiologia da Faculdade de Medicina da Universidade de São Paulo.

Raquel Pei Chen Chang

TSA/SBA, Corresponsável pelo CET da Disciplina de Anestesiologia da Faculdade de Medicina da Universidade de São Paulo, Anestesiologista do Instituto do Coração do Hospitals das Clínicas da Faculdade de Medicina da Universidade de São Paulo.

Ricardo Vieira Carlos

TSA/SBA, Corresponsável pelo CET da Disciplina de Anestesiologia da Faculdade de Medicina da Universidade de São Paulo.

Roberta Figueiredo Vieira

Médica Assistente da Divisão de Anestesia do Hospital das Clínicas da Faculdade de Medicina da Universidade de São Paulo. Anestesiologista da Equipe de Transplante de Fígado do Hospital das Clínicas da Faculdade de Medicina da Universidade de São Paulo.

Suzana Barbosa de Miranda Teruya

TSA/SBA, Corresponsável pelo CET da Disciplina de Anestesiologia da Faculdade de Medicina da Universidade de São Paulo.

Vinícius Caldeira Quintão

TSA/SBA, Corresponsável pelo CET da Disciplina de Anestesiologia da Faculdade de Medicina da Universidade de São Paulo.

Waldir Cunha Jr.

Anestesiologista do Instituto de Ortopedia do Hospital das Clínicas da Faculdade de Medicina da Universidade de São Paulo.

Dedicatória

Este livro é dedicado a todos os anestesiologistas que, a despeito de exercerem uma especialidade médica com alta responsabilidade e alta carga de estresse, ainda encontram tempo e vontade para se atualizarem e melhorarem o seu nível de atenção e cuidado ao paciente.

Introdução

O Título Superior em Anestesiologia (TSA) é uma titulação conferida pela Sociedade Brasileira de Anestesiologia (SBA) a anestesiologistas que já possuem o título de especialista, mas buscam excelência na sua formação, tornando-se instrutores, corresponsáveis ou responsáveis pelos Centros de Ensino e Treinamento vinculados à SBA. Estes centros, por sua vez, são os responsáveis por formar novos especialistas em Anestesiologia, especialização que dura 3 anos e é supervisionada de perto pela SBA.

Esta especialização ocorre com o acompanhamento pela SBA do número de anestesias realizadas pelo médico em especialização, número de horas de anestesia, provas trimestrais e anuais durante os 3 anos da especialização.

A prova para obtenção do TSA é composta de 2 fases: uma prova escrita com testes de múltipla escolha que tem um índice de aprovação em torno de 20 a 25% e uma segunda etapa (para os que foram aprovados na primeira prova), que consiste de uma prova oral na qual o candidato se submete a 3 examinadores diferentes que perguntam sobre 5 temas diferentes da Anestesiologia, esta última com aprovação em torno de 20 a 30%.

Este Título confere ao profissional a certeza de um conhecimento profundo da Anestesiologia, bem como sua capacidade de instruir e acompanhar a formação de novos anestesiologistas.

Prefácio

Estimando-se que o conhecimento científico dobre a cada 5 ou 6 anos, as acentuadas mudanças na prática anestésica nos últimos anos nos levam à necessidade de atualização frequente. Durante 2 anos, trabalhamos de forma árdua para a elaboração deste livro.

O livro TSA Casos Clínicos visa facilitar a preparação dos anestesiologistas interessados em obter o Título Superior em Anestesiologia, mas também visa tornar mais agradável a necessidade cada vez mais premente de atualização para todos os anestesiologistas.

Em uma realidade em que vivemos mais virtualmente do que fisicamente, tentamos resgatar o interesse na leitura através da discussão de casos clínicos como forma de apresentar as novidades teóricas e práticas. Desta forma, acreditamos tornar o aprendizado e a atualização mais práticos e menos cansativos, afinal neste livro temos vários especialistas discutindo casos clínicos e tentando transmitir ao leitor toda sua "expertise". A nossa tentativa é de tornar sua leitura mais próxima da prática clínica e não só da teoria.

Agradecemos muito a colaboração dos especialistas que nos ajudaram na confecção deste livro, tentando passar ao leitor todo seu conhecimento na sua área de interesse e atuação.

Boa leitura a todos!

Sumário

1 Anestesia em Paciente Obstétrica com Síndrome Hemorrágica, 1
Fernando Nani

2 Anestesia em Paciente com Síndrome do Desconforto Respiratório Agudo, 5
José Otávio Costa Auler Júnior

3 Anestesia em Paciente com Cardiopatia Congênita, 13
Raquel Pei Chen Chan

4 Anestesia para Endarterectomia de Carótida, 19
Roberta Figueiredo Vieira
Itajiba Sabbag
Lucas Del Gallo Vieira da Rocha
Daniela Compiani Coutinho

5 Anestesia em Paciente com Tumor de Adrenal, 29
Iracy Silvia Corrêa Soares
Gabriel Bacagini Guedes

6 Anestesia para Trauma Cranioencefálico (Neurocirurgia), 33
Bruno Erick Sinedino de Araújo

7 Anestesia para Ortopedia, 53
Adilson Hamaji
Marcelo Waldir Mian Hamaji
Waldir Cunha Jr.

8 Anestesia em Paciente com Câncer de Esôfago, 59
Felipe Guedes Ricarte
Domingos Dias Cicarelli

9 Anestesia em Paciente Pediátrico com Hérnia Diafragmática Congênita, 67

Vinícius Caldeira Quintão
Suzana Barbosa de Miranda Teruya
Ricardo Vieira Carlos

10 Anestesia em Paciente Dependente Químico com Queimadura, 73

Fernando Brito Cançado
Domingos Dias Cicarelli

11 Anestesia para Transplante de Fígado, 79

Roberta Figueiredo Vieira
Daniela Compiani Coutinho
Lucas Del Gallo Vieira da Rocha

12 Anestesia para Aneurisma Intracraniano, 91

Pedro Demarqui Ramos
Domingos Dias Cicarelli

13 Anestesia para Cirurgia Cardíaca, 97

Guilherme Mota Filho
Henrique Ryu Yamanaka Nakano
José Otávio Costa Auler Júnior

14 Anestesia para Cirurgia Torácica, 105

Luiz Carlos Gabriele Sucupira
Domingos Dias Cicarelli

15 Anestesia em Paciente Obstétrica Cardiopata, 117

Fernando Nani

Anestesia em Paciente Obstétrica com Síndrome Hemorrágica

1

Fernando Nani

Caso Clínico

Mulher, 23 anos, casada, estudante, primigesta, 36 semanas de gestação. Sem comorbidades prévias, diagnosticada com doença hipertensiva específica da gestação (controle com dieta). Em consulta no Pronto Socorro da obstetrícia, com queixa de sangramento vaginal há 2 horas, pouco volumoso, vermelho escuro, nega trauma. Refere dor abdominal em hipogástrio de forte intensidade. Queixa-se de tontura e fraqueza e palpitação associados.

Exame Físico

- Regular estado geral, FC = 132 bpm, FR = 16 rpm, PA = 80 × 56 mmHg, descorada 2+/4+, desidratada 2+/4+.
- Altura uterina 36,5 cm, DU 1/10', Movimento fetal ausente, FCF = 185.
- Feto em apresentação cefálica, situação longitudinal, posição (dorso) esquerda, atitude em flexão.

- Hipertonia uterina
- Especular: Saída de sangramento vermelho-escuro por orifício externo do colo do útero.
- Toque Vaginal: Colo dilatado 2 cm, grosso-posterior, com apresentação fetal em posição alta.
- Outros: Sem alterações.

A equipe obstétrica prontamente diagnostica descolamento prematuro da placenta (DPP) e entra em contato com a equipe anestésica.

FC: frequência cardíaca; FR: frequência respiratória, DU: dilatação uterina, FCF: frequência cardíaca fetal

Perguntas

1. Quais são os dados na história e exame físico que corroboram com o diagnóstico de DPP?

Corroboram com a hipótese de DPP: doença hipertensiva específica da gestação, sangramento pouco volumoso e vermelho escuro, presença de dor abdominal, instabilidade hemodinâmica, sofrimento fetal, hipertonia uterina.

2. Um dos principais diagnósticos diferenciais da DPP é a placenta prévia (PP). Cite as características que diferenciam a PP da DPP.

Podemos observar, na tabela a seguir, as principais características presentes em cada uma das síndromes:

	Placenta Prévia (PP)	Descolamento Prematuro da Placenta (DPP)
Manifestação clínica	Insidiosa, progressiva	Súbita
Dor	Ausente	Intensa
Sangramento	Externo, vermelho vivo	Interno, vermelho escuro
Alteração hemodinâmica	Proporcional à hemorragia externa	Maior que a hemorragia aparente
Vitalidade fetal	Preservada	Alterada
Fator de risco	Multiparidade	Hipertensão, trauma

3. Cite outras 3 possíveis causas de sangramento no 3º trimestre.

Outras possíveis causas de sangramento no terceiro trimestre são: rotura uterina, rotura de vasa prévia, rotura de seio marginal.

4. Qual deve ser a conduta inicial da equipe obstétrica para a paciente do caso, antes de decidir a via de parto?

A equipe obstétrica deve realizar suporte clínico, com monitorização hemodinâmica da mãe (pressão arterial não invasiva, cardioscopia, saturação de O_2), fornecer oxigênio, puncionar 2 acessos venosos calibrosos, colher exames (hemograma completo, plaquetas, coagulograma, fibrinogênio, tipagem sanguínea, eletrólitos, gasometria completa, lactato), cardiotocografia fetal contínua, e amniotomia (para diminuição da pressão intrauterina, com melhora da hipertonia).

5. Comente sobre como é realizada a escolha da via de parto em um quadro de DPP e qual seria para a paciente em questão?

A via de parto, nos casos de DPP, deve ser a mais rápida, por conta da instabilidade hemodinâmica da mãe, e a possibilidade de sofrimento fetal por conta do DPP. Dessa forma, como a paciente em questão apresenta colo impérvio e posição fetal alta, a melhor via de parto nesse caso é o parto cesárea.

6. Comente sobre como é realizada a escolha da técnica anestésica (regional ou geral) em um quadro de DPP e qual seria a anestesia para a paciente em questão?

A anestesia regional sempre é preferível caso não haja contraindicações. No caso da DPP, deve-se atentar principalmente à hipovolemia grave e sinais de coagulopatia, que são contraindicações absolutas, sendo necessária a anestesia geral nesses casos. Como a paciente em questão apresenta instabilidade hemodinâmica, a anestesia regional está contraindicada, e deve-se optar pela anestesia geral (sequência rápida).

7. Como deve ser a monitorização e a abordagem anestésica inicial da paciente na sala de parto?

Deve ser realizada a monitorização básica (pressão arterial não invasiva, cardioscopia, saturação de O_2), pressão arterial média (PAM) invasiva, monitorizar diurese, deve ser separado material para intubação difícil, 2 acessos calibrosos, coleta de exames (hemograma completo, plaquetas, coagulograma, fibrinogênio, tipagem sanguínea, eletrólitos, gasometria completa, lactato), solicitar reserva de hemoderivados no banco de sangue (concentrado de hemácias, crioprecipitado ou concentrado de fibrinogênio, plasma fresco congelado, aférese de plaquetas), notificar unidade de terapia intensiva (UTI), reposição volêmica com cristaloides.

8. Quais parâmetros são os mais importantes para guiar a reposição volêmica e o uso de hemoderivados nos casos de DPP ou PP?

Deve ser realizada a avaliação das perdas sanguíneas, monitoração e reposição da volemia com cristaloides e hemocomponentes, conforme a orientação a seguir:

- **Hemácias e cristaloides:** conforme o estado clínico (Pressão arterial sistólica (PAs) < 90 mmHg e FC > 100 bpm) e a análise indireta de oxigenação tecidual (Saturação venosa de oxigênio (SvO_2), lactatemia, Delta gás carbônico (CO_2), Base excess ou excesso de base (BE) e hemoglobina/hematócrito (Hb/Ht)).

- **Plaquetas:** sangramento ativo em sítios de punção e campo cirúrgico, apesar de hemostasia rigorosa, e contagem de plaquetas menor que 50.000 (considerar 75.000 em vigência de sangramento).

- **Fatores de coagulação (plasma fresco congelado):** sangramento ativo em sítios de punção e campo cirúrgico, apesar de hemostasia rigorosa, e tempo de protrombina (TP) ou tempo de tromboplastina parcialmente ativada (TTPA) com relação > 1,5.

- **Crioprecipitado:** se fibrinogênio < 2 g/L (1-2 U para cada 10 kg de peso).

- **Observar racional para Protocolo de Transfusão Maciça:** apenas administrar plasma fresco congelado (PFC), sem documentação após a transfusão de 4 concentrado de hemáceas (CH). A partir daí seguir com a transfusão na razão de 1 CH:1 PFC; considerando a transfusão de plaquetas apenas com documentação de plaquetopenia, suspeita de grandes sangramentos ou causas de disfunção plaquetária.

- Cálcio 1 g intravenoso a cada 2 U de hemocomponentes.

- Considerar ácido tranexâmico 1g intravenoso (IV), se suspeita de fibrinólise ou sangramento > 500 mL via vaginal ou 1.000 mL em cesariana. Não atrasar a transfusão aguardando resultados de exames, transfundir de acordo com o estado clínico do paciente.

9. Uma complicação frequente da DPP é a atonia uterina. Cite como deve ser a sequência de tratamento, tanto da parte anestésica como pela parte obstétrica.

O tratamento da atonia uterina deve seguir esta sequência:

- Massagem uterina vigorosa;
- Compressão uterina bimanual;
- Ocitocina IV;
- Metilergometrina IM;
- Misoprostol via retal;
- Tamponamento uterino (Balão de Bakri, compressas);
- Sutura uterina de B-Lynch;
- Ligadura/embolização das artérias uterinas;
- Ligadura de artérias ilíacas internas (hipogástricas);
- Histerectomia.

Referências Bibliográficas

1. Chestnut D. Obstetric Anesthesia: Principles and Practice. 4th Ed. Philadelphia. Mosby Elsevier, 2009.

2. Main EK, Goffman D, Scavone BM, et al. National Partnership for Maternal Safety: Consensus Bundle on Obstetric Hemorrhage. AnesthAnalg 2015;121:142-8.

3. Solomon C, et al. Haemostatic monitoring during postpartum haemorrhage and implications for management. Br J Anaesth 2012; 109(6):851-63.

4. Klein AA, et al. AAGBI Guidelines: the use of blood components and their alternatives 2016. Anaesthesia 2016;71:829-42.

5. WOMAN Trial Collaborators. Effect of early tranexamic acid administration on mortality, hysterectomy, and other morbidities in woman with post-partum haemorrhage (WOMAN): an international, randomized, double-blind, placebocontrolled trial. Lancet 2017;389:2105-16.

6. Butwick AJ, et al. Risk Factors for Severe Postpartum Hemorrhage After Cesarean Delivery: Case-Control Studies. AnesthAnalg 2017;125(2):523-32.

7. Kozek-Langenecker as, et al. Management of Severe Perioperative Bleeding:Guidelines from the European Society of Anaesthesiology. Eur J Anaesthesiol 2017; 34;322-95.

Anestesia em Paciente com Síndrome do Desconforto Respiratório Agudo

2

José Otávio Costa Auler Júnior

Caso Clínico

TSM, 37 anos, masculino, 82 kg, 170 cm, será submetido à laparotomia exploradora de urgência por história de vômito, febre e dor abdominal há 3 dias. Paciente tem antecedente de politrauma há duas semanas com ressecção parcial de alça de intestino delgado, esplenectomia e contusão pulmonar. Exames mostram: leucocitose de 27.000, frequência cardíaca de 128 bpm, pressão arterial 85 × 40 mmHg e frequência respiratória de 30 rpm. Durante todo período intraoperatório, evoluiu com instabilidade hemodinâmica. Foi levado à unidade de terapia intensiva (UTI) intubado sob ventilação mecânica. Na UTI, houve piora da ventilação com aumento progressivo do pico de pressão das vias aéreas e necessidade de aumento da FiO_2. A radiografia de tórax evidenciou infiltrado pulmonar bilateral difuso.

Perguntas

1. Quais são as estratégias ventilatórias nesse paciente? O que é ventilação protetora e quais são seus objetivos? Como estabelecer a PEEP ideal?

Ventilação mecânica é um dos pontos fundamentais do suporte ao paciente cirúrgico sob anestesia geral. Embora os cuidados perioperatórios tenham evoluído com melhoria nos desfechos clínicos, complicações respiratórias ainda representam 4 % das intercorrências negativas. Está bem fundamentado pela literatura o mecanismo da fisiopatologia da lesão em pulmões normais pelo ventilador mecânico durante anestesia (*ventilator-induced lung injury* – Vili). O conceito de ventilação mecânica protetora durante anestesia, migrou para o centro cirúrgico após uma série de estudos em Terapia Intensiva, quando em pacientes com Síndrome do Desconforto Respiratório Agudo (SDRA/ARDS) a redução do volume corrente e por conseguinte da pressão transpulmonar, a adoção de PEEP (pressão positiva no final da expiração) e manobras de recrutamento alveolar demonstraram redução da mortalidade.[1]

Esta estratégia foi incorporada na prática atual da anestesia, após estudos demostrando seu benefício para pulmões normais reduzindo os riscos de lesão do parênquima. A redução do volume corrente para 6 a 8 mL/kg de peso ideal é ponto principal da estratégia protetora na ventilação intraoperatória.[2]

Vários estudos tem mostrado que valores de PEEP ao redor 10 cm H_2O são suficientes para reduzir atelectasias intraoperatória, manutenção do volume expiratório e complacência em pacientes obesos e não obesos, mas os valores de PPEP são muito discutidos, pois em valores mais elevados interferem com a hemodinâmica, provocam hipotensão requerendo mais vasopressores.[3] Nenhuma estratégia de titulação de valores de PEEP foi demostrada ser superior aos valores da tabela da ARDS network, valores elevados de PEEP acima ou igual a 15 cm de H_2O, são recomendados apenas em casos muito graves de ARDS.[4]

Battaglini e colegas,[5] no perioperatório de pacientes cirúrgicos de alto risco de desenvolverem SDRA, recomendam o menor valor possível de PEEP suficiente para manter a troca gasosa (saturação periférica de oxigênio (SPO_2) 88 a 98 %).

2. *O que é a hipercapnia permissiva na estratégia de ventilação protetora? O que é e para que serve a posição prona?*

A base da estratégia ventilação protetora em ARDS consiste em redução do volume corrente em 6 mL/kg ou até inferior a isto. Mesmo aumentando-se a frequência respiratória do ventilador, há uma significativa redução da ventilação alveolar e por conseguinte elevação do conteúdo de gás carbônico no plasma. A este fato denominou-se hipercapnia permissiva. Em anestesia com os pulmões normais submetidos a estratégia protetora ocorre redução da ventilação alveolar não tão intensa, mas mesmo assim nota-se uma pequena elevação do CO_2 plasmático. Embora se tenha claro na literatura a redução da mortalidade em 30 dias em pacientes com ARDS grave e submetidos a estratégia ventilatória protetiva, pouco se sabe sobre os efeitos do gás carbônico elevado por tempo prolongado nas células. Recentes evidências mostram que o gás carbônico associado a hipercapnia permissiva teria efeitos pró-inflamatórios, fato que pode haver algum efeito nocivo.[6]

Para que serve posição prona?

Trata-se de um procedimento bem estabelecido para tratamento da hipoxemia refratária em pacientes com SDRA em conjunto com as técnicas habituais de estratégia ventilatória protetiva.[7] Quando o paciente é movido da posição supina que é habitual para a prona, o peso do coração, e das vísceras abdominais que empurram o diafragma na direção cefálica, diminuem em muito nas partes posteriores ou dorsais do pulmão que se relacionam com a parede posterior do tórax que tem grande tendência ao colapso. Com isto se reduz a pressão trans pulmonar, aumenta-se a área de ventilação alveolar, reduzindo-se o shunt melhorando a oxigenação. Alguns estudos mostram redução em até 30 % do *shunt,* ou seja, melhora a relação ventilação perfusão, com isto ocorre um aumento significativo da oxigenação sanguínea. No período intraoperatório seria impeditivo adotar a posição prona nos casos de laparotomia, mas no pós-operatório seria factível nas hipoxemias refratárias.[7]

3. *O que é a manobra de recrutamento alveolar e para que serve? Quais são os efeitos colaterais?*

São manobras que mantém o pulmão insuflado no limite da capacidade vital para recrutar alvéolos colapsados e melhorar a oxigenação.

Os métodos de recrutamento alveolar podem ser genericamente divididos de dois modos. O primeiro é manter uma insuflação sustentada do pulmão entre 5 a 30 segundos com uma pressão inspiratória mantida variando entre 20 a 40 cm de H_2O. O segundo tipo mais utilizado é o incremento progressivo da PEEP (pressão positiva no final da expiração). Fixando-se o volume corrente ao redor de 4 a 6 mL/kg, a PEEP é aumentada de 5 em 5 cm de H_2O, até 20 ou 25 cm de H_2O mantendo-se 10 a 20 segundos cada momento. Após as manobras, utiliza-se a PEEP em um valor para manter a melhor relação PaO_2/FiO_2. O racional para uso das MRA é recrutar alvéolos em atelectasia ou colapsados que causam aumento do *shunt* intrapulmonar e hipoxemia. Em anestesia geral a causa principal das atelectasias é o deslocamento do diafragma para o interior do tórax devido ao uso de relaxantes musculares, ou manipulação do pulmão durante as cirurgias cardíacas e torácicas. Em pacientes com SDRA ou ARDS as atelectasias se devem a compressão de áreas alveolares por edema inflamatório tecidual e intra-alveolar. Outra causa de atelectasia é peso do coração e estruturas mediastinais na região dorsal do pulmão. Embora estas manobras sejam largamente utilizadas nos pacientes sob ventilação mecânica durante anestesia e UTI, não existem evidências consistentes relacionadas principalmente em relação a manutenção dos alvéolos abertos, bem como as técnicas e valores da pressão utilizados nas manobras bem como, tempo de insuflação utilizado.

Os riscos principais das manobras de recrutamento alveolar são: hemodinâmicos por causas da redução abrupta do retorno venoso, levando a hipotensão culminando até em assistolia, principalmente em pacientes chocados ou hipovolêmicos. Outro risco é o efeito direto nos alvéolos, com trauma conhecidos como volutrauma levando a inflamação e até a rotura alveolar com formação de bolhas, pneumotórax e enfisema subcutâneo.[8]

4. O que é ventilação de alta frequência? Pode ser útil nesse paciente com SDRA? Quais são as vantagens e desvantagens dessa estratégia ventilatória?

Ventilação com alta frequência oscilatória (*High-frequency oscillatory ventilation* – HFOV) é uma estratégia ventilatória de segunda linha quando a ventilação convencional com estratégia protetora falha em manter a oxigenação em pacientes com SDRA. Também indicada para ventilar pacientes com fistulas bronco pleurais e neonatos com aspiração de mecônio. O equipamento utiliza o princípio de dispersão dos gases por meio de um circuito simples fornecendo volumes correntes muito pequenos, abaixo do volume do espaço morto das vias aéreas. A proposta desta ventilação é prevenir lesão induzida pelo ventilador em pulmões severamente comprometidos. A ventilação com alta frequência que trabalha com fluxo sinusoidal mantém a insuflação alveolar constante com pressão nas vias aéreas muito baixas, sendo o fluxo sinusoidal oscilatório mantem os alvéolos insuflados prevenindo inflação e deflação dos mesmos. Entretanto desde 2017, não tem havido trabalhos a respeito do uso desta estratégia em pacientes com ARDS, assim não consta mais das recomendações e consensos atuais.

5. O que é a síndrome do desconforto respiratório agudo (SDRA)? O que é a definição de Berlin?

Com as primeiras publicações sobre SDRA na década de 1960 por Ahbaugh e colaboradores,[9] várias definições, e diagnósticos diferentes foram publicados sobre esta doença aguda o que dificulta inclusive busca em bancos de dados de pesquisa e das entidades de saúde. No sentido de normatizar o diagnóstico desta síndrome, resolveu-se por meio de um consenso de especialistas buscar uma definição para a mesma, síndrome aguda, relativamente frequente, que está presente em 10% dos pacientes admitidos em UTI.

Na cidade de Berlin na Alemanha em 2011 por iniciativa *da European Society of Intensive Care Medicine endossada pela American Thoracic Society and the Society of Critical Care Medicine* foi publicado um consenso constituído por um painel de especialistas. Este documento foi publicado na época com definições abaixo, daí o nome consenso de Berlin.[10]

1. Níveis de gravidade da SDRA:

   - Leve: 200 mmHg < PaO_2/FIO_2 < ou = 300 mmHg com PEEP > ou = 5 cmH_2O;

   - Moderada: 100 mmHg < PaO_2/FIO_2 < ou = a 200 mmHg;

   - Grave: PaO_2/FiO_2 < ou = a 100 mmHg com PEEP > ou 5 cmH_2O.

2. Radiografia de Tórax: infiltrados bilaterais difusos.

3. Momento: início agudo dos sintomas com menos de 7 dias.

4. Origem do edema pulomonar não explicado por insuficiência cardíaca ou sobrecarga hídrica.

6. Explique a fisiopatologia da SDRA. Qual é a alteração padrão? Quais são as principais causas de óbito por essa síndrome?

A SDRA é uma síndrome complexa causada por vários agentes etiológicos, sendo a principal etiologia associada a sepse. Esta doença pulmonar aguda cursa com hipoxemia, dispneia, aumento do trabalho respiratório, e na maioria dos casos requer assistência ventilatória, invasiva, não invasiva, ou por cateter de alto fluxo. Do ponto de vista fisiopatológico, ocorre:

1. Aumento da permeabilidade de membrana alvéolo-capilar causada pela inflamação e edema.

2. Aumento da área não aerada do pulmão por colapso de alvéolos e obstrução por edema e secreção resultando em pulmões com alta elastância ou baixa complacência, na prática necessita maiores pressões nas vias aéreas.

3. Redução da área de troca dos gases sanguíneos resultando em hipoxemia e hipercarbia.

4. Do ponto de vista fisiopatológico de maneira simplificada, na SDRA ocorre uma lesão alveolar difusa desencadeada por vários insultos que ativam os macrófagos alveolares que desencadeiam a liberação maciça de pró-inflamatórios como diversas citocinas, IL-1, IL-6, IL-8 e TNF. Estas citocinas atraem neutrófilos que por meio de mediadores danificam os alvéolos e capilares que perdem o glicocálix endotelial e extravasam liquido para o interstício pulmonar. Os alvéolos acabam sendo preenchidos por liquido, proteínas, hemácias, perdendo surfactante e com o colapso difuso dos alvéolos, ocorre queda na complacência e grande comprometimento da capacidade de troca de gases.[11]

7. Quais são as causas mais comuns dessa síndrome? Porque o paciente evoluiu com dificuldade na ventilação no período pós-operatório?

SDRA nos EUA incide em 200.000 indivíduos resultando em 74.500 mortes por ano. Globalmente, cerca de 3 milhões de casos de SDRA anualmente, representando cerca de 10% das admissões em UTI, 25% deles requerem ventilação mecânica prolongada com mortalidade variando de 35% a 46%. Algumas condições clinicas possuem alto risco de desenvolver SDRA. Podem ser agrupadas naquelas em que existe lesão direta do pulmão como pneumonia, aspiração do conteúdo gástrico, contusão, inalação de substâncias tóxicas, afogamento e lesões não diretas do pulmão como sepse, choque hemorrágico, pancreatite, transfusão maciça, pós by-pass em cirurgia cardíaca, reperfusão após transplante de pulmão, toxinas, pós embolectomia pulmonar entre outras.

SDRA é uma condição aguda com sério risco a vida, que pode ocorrer no perioperatório de qualquer paciente cirúrgico de maior risco. Reconhecimento precoce e tratamento podem reduzir a sua morbimortalidade. Para a anestesia a primeira conduta é utilizar estratégia ventilatória protetora, bem como controlar a infusão de líquidos buscando um balanço mais negativo. No caso aqui apresentado o paciente possuía várias condições para desenvolvimento da SDRA, como sepses, história de vômitos, cirurgia de emergência e instabilidade hemodinâmica. Condições potencialmente de alto risco para o desenvolvimento da síndrome respiratória aguda.[11]

8. Existe indicação de uso de esteroides no tratamento da SDRA? Qual seria o mecanismo de ação? Qual a dose a ser dada? Óxido nítrico e outros vasodilatadores podem ser utilizados?

Para pacientes com ARDS de manifestação moderada a grave ($PaO_2/FiO_2 < 200$), metilprednisolona pode ser considerada na dose de 1 mg/kg/dia por até 7 dias considerando o início ou 2 mg/kg/dia para uso mais tardio (após 7 dias do início do quadro. Metilprednisolona deve retirada lentamente nos próximos 6-14 dias e não interrompida rapidamente. Consequente a redução de quadros febris pelos corticoides recomenda-se redobrar a vigilância para reconhecer e tratar infecções hospitalares de incidência mais frequente naquela UTI de internação. A metilprednisolona é sugerida como o agente de escolha pela sua melhor penetração no tecido pulmonar e biodisponibilidade mais duradoura comparada a prednisona, embora existam trabalhos comparando diferentes corticoides sem mostrarem maior benefício de um sobre ou outro. Em conclusão a administração precoce de corticoides até 14 dias do início do quadro de SARA de aspecto moderado e grave, parecer diminuir o tempo de ventilação mecânica e mortalidade, vasodilatadores por inalação com o NO (óxido nítrico) ou prostaciclinas atuam dilatando vasos pulmonares ajustando melhor a perfusão à ventilação (VA/Q). Com isto há redução do shunt pulmonar reduzindo a hipoxemia e melhorando a oxigenação. Entretanto vários estudos em pacientes com SDRA não mostraram nenhum benefício adicional nos desfechos e sobrevida com o uso de vasodilatadores por inalação. Portanto não há recomendação formal do seu uso exceto como ponte para outros procedimentos como a ECMO. Entretanto em pacientes com hipertensão pulmonar pré existente alguns autores apontam a preferência para a prostaciclina, pela maior facilidade de administração.[11]

9. O que é estratégia conservadora e liberal de manejo da volemia? Qual é a função na SDRA?

Estratégia restritiva na reposição de volume veio em contraponto a estratégia liberal, visto por vários trabalhos que o uso excessivo de cristaloides demonstrou estar relacionado a desfechos negativos, em cirurgias de maior risco. Entretanto a estratégia restritiva mostrou também estar relacionada a maior incidência de lesão renal aguda. Por isto a tendencia atual é utilizar a terapia guiada por metas, aonde os fluidos são administrados e maneira mais orientada na quantidade correta apena para corrigir o débito cardíaco na presença de hipovolemia.[12] Em pacientes com sepses nas fases iniciais se preconizam o uso mais liberal de fluidos na tentativa de restaurar a perfusão tecidual. Na cirurgia mesmo com risco de desenvolver se SDRA, como no caso aqui apresentado, frente a instabilidades hemodinâmicas existe maior tendencia de se repor se mais volume quando não se está utilizando a terapia guiada por metas. Em pacientes com maior risco de desenvolver se a síndrome respiratória ou mesmo nas suas fases iniciais o balanço hídrico positivo está associado a maior mortalidade. Portanto o correto seria utilizar uma estratégia mais restritiva ou terapia guiada por metas e ajustar a pressão arterial com vasopressores.[5]

10. A ECMO tem função na SDRA? O que é ECMO e como funciona? Qual a diferença entre ECMO VV e AV? Como se instala o ECMO?

O uso de circulação extracorpórea para terapias temporárias de suporte ao coração ou pulmão ou ambos é uma evolução da circulação extracorpórea utilizada desde a década de 50 em cirurgia cardíaca. O uso desta estratégia adotada em anos mais recentes fora do âmbito do centro cirúrgico deve-se ao desenvolvimento de tecnologia principalmente membranas para troca gasosa que permitiram esta oxigenação e remoção de CO_2 fora do corpo ou função bomba do coração por mais tempo. Embora o termo ECMO (*extracorporeal membrane oxygenation*) está relacionado ao suporte disfunção cardiopulmonar aguda, tornou-se uma sinonímia de diferentes suportes por vários acessos utilizados hoje em reanimação de parada cardíaca prolongada, em choque cardiogênico refratário, como ponte para transplante de coração ou pulmão, para suporte de insuficiência respiratória aguda para oxigenação ou remoção do gás carbônico ou ambas.

Simplisticamente, a ECMO pode ser central quando as drenagens do sangue venoso saem diretamente por cânulas no átrio direito e são oxigenadas externamente e retornam por uma bomba a aorta ou artéria femoral. São usadas principalmente após cirurgia cardíaca convencional, quando o paciente não se estabiliza após o *by-pass* convencional. E a ECMO periférica quando os cateteres são inseridos por punção na veia femoral para drenagem do sangue venoso e retorno para artéria femoral

Quando o suporte é cardiorrespiratório, a ECMO é denominada VVA. Quando o suporte é apenas respiratório é denominada VV. Nesta situação só se utilizam cânulas venosas para remover o sangue, oxigenar, remover CO_2 e devolver o sangue à circulação, por exemplo remover o sangue da veia femoral e retornar para a veia jugular. As punções em geral são periféricas.[13]

Atualmente principalmente a ECMO VV é indicada para pacientes com SDRA que não estão com falência múltipla de órgãos e que se encontram com hipoxemia refratária, não respondíveis a manobras de recrutamento, PEEP elevados, posição prona. Nestas situações, para evitar se lesão pulmonar pelo ventilador, busca-se uma estratégia para que os pulmões fiquem em "repouso" utilizando mínimos volumes correntes próximos ao zero e PEEP para manter as áreas recrutáveis abertas. Alguns autores preconizam ventilação espontânea com sedação sem curarizarão. Praticamente toda troca gasosa é realizada pela ECMO, espera -se que em duas a três semanas a função pulmonar se recupere progressivamente e a ECMO pode ser descontinuada.

Referências Bibliográficas

1. Petrucci N, De Feo C. Lung protective ventilation strategy for acute respiratory distress syndrome. Cochrane Database Syst Rev. 2013 Feb 28;2013.

2. Güldner A, Kiss T, Serpa Neto A, Hemmes S, Canet J, Spieth PM, et al. Intraoperative Protective Mechanical Ventilation for Prevention of Postoperative Pulmonary complications: a comprehensive review of the role of tidal Volume, Positive end-expiratory Pressure, and Lung Recruitment Maneuvers. Anesthesiology 2015;123:692-713.

3. Hess DR. Recruitment Maneuvers and PEEP Titration. Respir Care 2015;60(11):1688 -1704.

4. Acute Respiratory Distress Syndrome Network, Brower RG, Matthay MA, Morris A, Schoenfeld D, Thompson BT, et al. Ventilation with lower tidal volumes as compared with traditional tidal volumes for acute lung injury and acute respiratory distress syndrome. N Engl J Med. 2000;342:1301-8.

5. Battaglini, et al. BMC Anesthesiology. Perioperative anaesthetic management of patients with or at risk of acute distress respiratory syndrome undergoing emergency surgery (2019) 19:153;6-10.

6. Briva AA, Lecuona E, Jacob I. Sznajder Permissive and Non-permissive Hypercapnia: Mechanisms of Action and Consequences of High Carbon Dioxide Levels Arch Bronconeumol. 2010 July; 46(7)2-10.

7. Scholten EL, Jeremy R, Beitler G, Prisk K, Malhotra A. Treatment of ARDS with Prone Positioning. CHEST. 2017; 151(1):215-24.

8. Hartland BL, Newell TJ, Damico N. Alveolar Recruitment Maneuvers Under General Anesthesia: A Systematic Review of the Literature. Respiratory Care. April 2015 Vol 60 No 4, 609-20.

9. Ashbaugh D, Bigelow DB, Petty T, Levine B. Acute respiratory distress in adults. The Lancet: 1967;290:319-23.

10. Gordon D, Rubenfeld, et al. Acute Respiratory Distress Syndrome. The Berlin Definition. JAMA. 2012;307(23):2526-33.

11. Banavasi H, et al. Management of ARDS – What Works and What Does Not.Am J Med Sci. 2021;362(1):13-23.

12. Bundgaard M, Nielsen, et al. Liberal vs restrctive perioperative fluid therapy – a critical assessment of the evidence. Acta Anaesthesiologica Scand. 2009;53:843-5.

13. Steven A, Conrad, et al. The Extracorporeal Life Support Organization Maastricht Treaty for Nomenclature in Extracorporeal Life Support. Am J Respir Crit Care Med.Vol 198, Iss 4, pp 447-51. Aug 15, 2018.

14. Del SorboL, et al. Setting Mechanical Ventilation In Ards Patients During Vv-ECMO: Where Are We? Minerva Anestesiol. 2015;81:1369-76.

Anestesia em Paciente com Cardiopatia Congênita

3

Raquel Pei Chen Chan

Caso Clínico

LST, 3 anos, feminina, 9,3 kg chegou ao seu serviço para realização de ressonância nuclear magnética, pedida pelo ortopedista, por pé torto congênito. Criança tem antecedente pessoal de síndrome da hipoplasia do ventrículo esquerdo, operada 2 vezes, sendo a primeira uma operação híbrida e depois uma cirurgia de Norwood-Glenn. A saturação arterial da criança em ar ambiente é de 75%.

1. Quais são as doenças cardíacas congênitas cianóticas e não-cianóticas? Quais doenças são classificadas com e sem *shunt*?

As doenças cardíacas congênitas são geralmente classificadas em cianóticas e não cianóticas, podendo ser com e sem a presença de *shunt*.

As doenças **não cianóticas** são: comunicação interatrial (CIA), comunicação interventricular (CIV), persistência do canal arterial (PCA), defeito do septo atrioventricular (DSAV), janela aortopulmonar (JAP), estenose pulmonar (EP), estenose aórtica (EA) e coarctação da aorta.

As doenças **cianóticas** são: tetralogia de Fallot (T4F), transposição das grandes artérias (TGA), drenagem anômala total das veias pulmonares (DAVPT), atresia da tricúspide (AT) e truncus arterioso (TA).

As doenças **com** *shunt* são divididas em: (a) aumento do fluxo sanguíneo pulmonar (*shunt* esquerda para direita) e (b) diminuição do fluxo sanguíneo pulmonar (*shunt* direita para esquerda).

As doenças do tipo (a) são: defeitos septais sem obstrução pulmonar desde o grupo acianótico até a síndrome de Eisenmenger. As doenças do tipo (b) são: defeitos septais com obstrução pulmonar (grupo cianótico).

As doenças **sem** *shunt* são: obstrução da via de saída (estenose aórtica (EA), estenose pulmonar (EP) e coarctação da aorta) e lesões regurgitantes (valva mitral com DSAV, CIA).

2. Quais são as cardiopatias congênitas consideradas de maior risco anestésico? Por quê?

As doenças com maior risco anestésicos são: ventrículo único, hipertensão pulmonar suprassistêmica (HP), obstrução da via de saída do ventrículo esquerdo (OVSVE) e cardiomiopatia dilatada.

Essas 4 cardiopatias são consideradas de maior risco anestésico pelo POCA (*pediatric perioperative cardiac registry*). A probabilidade de parada cardíaca durante anestesia é de 19% em pacientes com ventrículo único, 16% em OVSVE, 13% nas cardiomiopatias dilatadas e de até 5,7% nas HP.

A probabilidade de óbito é de 62% após parada cardíaca nas estenoses aórticas e de 50% nas cardiomiopatias. As crianças menores de 2 anos são de maior risco, com 2 vezes maior probabilidade de óbito. Os neonatos são particularmente vulneráveis.

3. O que é ventrículo único e quais são as etapas cirúrgicas de correção?

É uma variedade de doenças cardíacas congênitas que cursam com a chamada fisiologia do ventrículo único. Estas lesões incluem a atresia tricúspide, ventrículo esquerdo com dupla entrada, defeito do septo atrioventricular desbalanceado, síndrome do ventrículo esquerdo hipoplásico e dupla saída do ventrículo direito.

O cuidado anestésico nos pacientes com fisiologia do ventrículo único depende da fase cirúrgica em que se encontram. As etapas são divididas em 4: pré-correção, após o primeiro estágio de correção (operação de Norwood-Blalock Taussing tradicional, Norwood-Sano e híbrida), após o segundo estágio de correção (Norwood-Glenn, Glenn bidirecional) e após o terceiro estágio de correção (operação de Fontan).

Pré-correção

Alguns tipos de ventrículo único

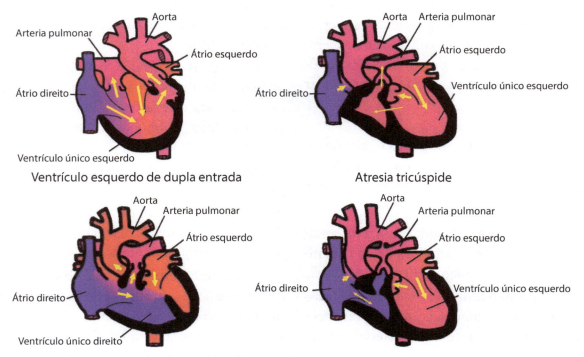

Ventrículo esquerdo de dupla entrada

Atresia tricúspide

Canal atrioventricular desequilibrado

Atresia pulmonar com septo interventricular intacto

Primeiro estágio de correção

Operação de Norwood-Blalock Taussing (BT)

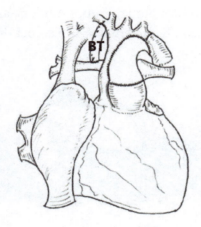

Operação de Norwood-Sano

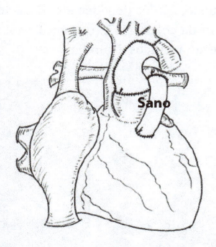

Operação híbrida

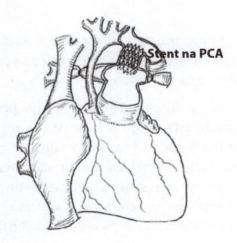

Segundo estágio de correção

Operação de Glenn bidirecional

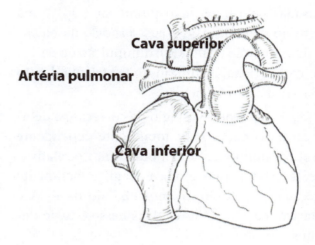

Terceiro estágio de correção

Operação de Fontan

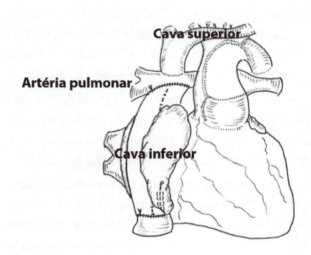

4. *Qual é a etapa considerada mais segura para procedimentos não cardíacos em pacientes com ventrículo único? Porque?*

O estágio mais seguro para cirurgias não cardíacas em pacientes com fisiologia do ventrículo único é após o segundo estágio de correção, pois o volume sistêmico está parcialmente desviado e o risco de hipoperfusão coronariana está muito reduzido.

O estágio mais preocupante é a pré-correção, as cirurgias não cardíacas eletivas devem ser postergadas para após o segundo estágio. As alterações hemodinâmicas durante a pré-correção são causadas pelo hiperfluxo pulmonar (Qp) e má perfusão sistêmica (Qs) causadas pelo desbalanço da circulação (Qp > Qs), diminuição da perfusão coronariana, disfunção do ventrículo direito e da valva atrioventricular.

Após o primeiro estágio de correção, o débito cardíaco não é mais totalmente dependente do fluxo pulmonar, a hemodinâmica é relativamente estável, mas ainda é frágil e facilmente alterada. A oclusão do *shunt* BT ou da PCA é catastrófica. Cirurgias eletivas nesse estágio devem ser postergadas.

Caso seja necessário procedimentos durante a pré-correção e após o primeiro estágio, os pacientes não devem ser extubados em sala e o pós-operatório deve ser realizado em UTI.

5. Existe(m) alternativa(s) para a realização da ressonância magnética em crianças de alto risco anestésico além da anestesia geral?

Sabe-se que a anestesia geral e a sedação para procedimentos de imagem implicam nos mesmos riscos anestésicos de qualquer cirurgia, ou seja, hipotensão, taquiarritmias e oclusão de *shunt*.

Além disso, os aparelhos de ressonância magnética e de tomografia computadorizada costumam ficar longe do centro cirúrgico e, portanto, é necessário o preparo cuidadoso e planejamento prévio com presença de dois anestesiologistas, indução e intubação na UTI ou centro cirúrgico e transporte de pacientes de alto risco pelo anestesiologista acompanhado do médico intensivista.

Sendo assim, nos pacientes de alto risco deve-se pesar o risco-benefício do exame com a equipe médica envolvida (radiologista, clínico, pediatra, ortopedista) e se possível utilizar outro tipo de exame que não necessite anestesia. Caso o procedimento de imagem não possa ser evitado, existem alternativas à anestesia.

Em crianças menores de 6 meses há a possibilidade de "alimentar, enfaixar e dormir", ou seja, deixar a criança em jejum por 4 horas, amamentar a criança e então enfaixá-la e colocá-la em um imobilizador.

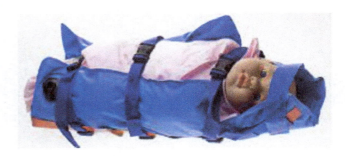

Outras formas de evitar a anestesia e a ansiedade das crianças são: scanners falsos, scanners de brinquedo, óculos de vídeo etc. Essas técnicas necessitam da colaboração dos anestesiologistas, radiologistas, técnicos e família.

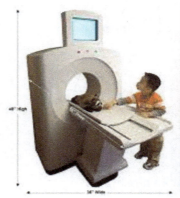
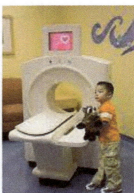

6. Como monitorar e anestesiar a paciente? Quais os efeitos dos anestésicos sobre o sistema cardiovascular?

A criança do caso clínico está no período pós-segundo estágio, ou seja, o estágio mais estável da fisiologia do ventrículo único. A monitorização básica nesse caso é eletrocardiograma, pressão arterial não invasiva e oximetria de pulso. Vale lembrar que nesse estágio a saturação arterial ideal fica entre 75-85% e deve-se verificar a saturação de base da criança. Não se espera saturação de 94-100% como em crianças não cardiopatas. Dependendo do caso especifico há a possibilidade de monitorização com pressão arterial invasiva e pressão venosa central durante a ressonância magnética. Neonatos e crianças pequenas podem ser submetidas à anestesia geral e intubação, com uso de anestésicos inalatórios (sevoflurano) e ou propofol e ou cetamina. Crianças maiores podem ser sedadas com midazolam, midazolam + óculos de vídeo ou anestesia geral com máscara laríngea ou intubação com inalatório e ou propofol e ou cetamina.

Lembrar que os anestésicos inalatórios diminuem tanto a pressão arterial sistêmica (PAS) quanto a pulmonar (PAP), o propofol é cardiodepressor e diminui a PAS, sem efeito na PAP. A cetamina aumenta a PAS por liberação de catecolaminas, mas é um cardiodepressor e não tem efeito na PAP se o CO_2 for mantido em níveis normais. O midazolam não tem efeito nem na PAS e nem na PAP.

A dexmedetomidina é um anestésico que tem efeito bradicardizante, podendo diminuir ou aumentar a PAS dependendo da dose e diminuir a PAP. Os opioides diminuem a PAS, sem efeito na PAP.

7. A ressonância magnética ocorreu sem intercorrências sob anestesia geral. Podemos extubar a criança ou encaminhamos intubada para UTI?

Na pré-correção e após o primeiro estágio de correção do ventrículo único, a fisiologia é frágil e, portanto, é preferível encaminhar o paciente intubado para recuperação em UTI.

A criança do caso clínico tem Norwood-Glenn, ou seja, está após o segundo estágio de correção. Na fisiologia de Glenn, a veia cava superior desemboca na artéria pulmonar e a veia cava inferior desemboca no átrio. Sendo assim, a drenagem venosa da veia cava superior para os pulmões é passiva e não tolera aumento da

resistência vascular pulmonar (RVP), que pode ocorrer com a agitação, a dor e a hipoventilação. A ventilação mecânica positiva atrapalha a drenagem venosa e, portanto, a extubação em sala é benéfica.

Assim como a fisiologia de Glenn, a fisiologia de Fontan (após o terceiro estágio de correção) se beneficia da extubação no final do procedimento. Nesse caso, tanto a veia cava superior quanto a veia cava inferior se ligam à artéria pulmonar e portanto, todo retorno venoso é passivo. A drenagem passiva não tolera aumento da RVP e ventilação mecânica positiva. A extubação em sala também é benéfica.

Referências Bibliográficas

1. Gottlieb EA, Andropoulos DB. Anesthesia for the patient with congenital heart disease presenting for noncardiac surgery. Curr Opin Anesthesiol, 2013; 26:318-26.
2. Song IK, Shin WJ. Who are at high risk of mortality and morbidity among children with congenital heart disease undergoing noncardiac surgery? Anesth Pain Med, 2021; 16: 1-7.
3. Junghare SW, Desurkar V. Congenital heart disease and anaesthesia. Indian J Anaesth, 2017; 61: 744-52.
4. Gottlieb EA. Anaesthesia for Noncardiac Surgery in Patients with Congenital Heart Disease. In: Andropoulos DB, Gregory GA. Gregory´s Pediatric Anesthesia, 2020; 28:689-713.

Anestesia para Endarterectomia de Carótida

4

Roberta Figueiredo Vieira
Itajiba Sabbag

Lucas Del Gallo Vieira da Rocha
Daniela Compiani Coutinho

Caso Clínico

Paciente de 64 anos, hipertenso não tratado, pré-diabético, ex-tabagista 10 anos-maço, asmático em uso irregular de corticoide inalatório e portador de doença renal crônica não dialítica. Paciente apresentou há 1 mês quadro de hemiparesia à direita de início súbito, com duração de 24 horas e que teve reversão completa, sendo diagnosticado como acidente vascular encefálico isquêmico (AVEi). Durante a investigação clínica, foi realizado Ultrassonografia Doppler das carótidas demonstrando estenose crítica de artéria carótida interna (ACI) esquerda, e afastadas outras causas cardioembólicas, como endocardite infecciosa (hemoculturas negativas).

Paciente com AVEi provável em área de artéria cerebral média esquerda (ACM E) por mecanismo aterosclerótico. Exame neurológico atual sem alterações. Internado para abordagem cirúrgica de estenose crítica de artéria carótida esquerda.

Exames pré-operatórios

- **Angio-ressonância de crânio**: Sinais de suboclusão no bulbo carotídeo/emergência da artéria carótida interna esquerda, com consequente afilamento cranial do fluxo até o "T" carotídeo homolateral. Achados sugestivos de discreta área de evento vascular isquêmico agudo comprometendo parcialmente o aspecto posterior da coroa radiada à esquerda. Focos de alteração de sinal na substância branca periventricular e centros semiovais dos hemisférios cerebrais, sem efeito expansivo, de aspecto inespecífico, comumente relacionados à gliose / microangiopatia. Imagens compatíveis com sequelas de eventos vasculares isquêmicos no tronco do núcleo caudado e no tálamo esquerdos.

- **Doppler cervical**: Estenose crítica na emergência da artéria carótida interna esquerda, não sendo detectado fluxo no seu terço distal, podendo estar relacionado a oclusão ou baixo fluxo.

- **ECG**: ritmo sinusal.
- **ECO Transtorácico**: Fração de ejeção (FE) 51%; Ventrículo esquerdo apresenta espessura miocárdica normal, comprometimento sistólico discreto à custa de hipocinesia difusa. Após administração de solução salina agitada endovenosa, associada à manobra de Valsava, observou-se presença precoce de microbolhas em câmaras esquerdas, em pequena quantidade (2° ciclo cardíaco), sugestiva de forame oval patente.
- **Exames Laboratoriais**: Hemoglobina (Hb): 11,4 / hematócrito (Ht): 34,4 / número de leucócitos (Leuco): 7,19/ plaquetas (Plaq): 352 / ureia (Ur): 117 / creatinina (Cr): 3,24 / sódio plasmático (Na): 140 / potássio plasmático (K): 5,3 / cálcio ionizável plasmático (Cai): 5,31.
- **Cirurgia**: Endarterectomia das artérias carótidas comum e interna à esquerda com fechamento com *patch* de pericárdio bovino sem uso de *shunt*. A pressão de refluxo na artéria carótida comum esquerda (ACCE) foi medida em 47 mmHg, pressão arterial média (PAM) de 80 mmHg e tempo de clampeamento de 55 minutos.
- **Pós-operatório**: Paciente evoluiu bem em leito de cuidados semi-intensivos no pós-operatório imediato, sem intercorrências, tendo tido alta hospitalar no 5º dia de pós-operatório.

1. Em que pacientes optar por anestesia locorregional ou por anestesia geral?

A cirurgia de endarterectomia de carótida é passível de realização através de anestesia regional, possuindo essa uma variedade de técnicas para sua realização e sob anestesia geral. Os pacientes submetidos a esta intervenção cirúrgica possuem múltiplos fatores de risco para doença aterosclerótica como: hipertensão, dislipidemia, obesidade, tabagismo, diabetes mellitus e sedentarismo; com alta prevalência de doença ateromatosa coronariana associada.[1-3] As técnicas de anestesia devem garantir primeiramente segurança ao paciente, com o intuito de minimizar a ocorrência de complicações cardiovasculares e sobretudo a rápida detecção de eventos isquêmicos cerebrais.

Em relação à escolha da técnica, há resultados conflitantes na literatura. A meta-análise sobre ensaios clínicos randomizados da Cochrane Library indica ausência de diferença estatística significante a respeito de mortalidade ou incidência de AVC entre os grupos anestesia geral e anestesia local[4]. Essa metanálise foi composta majoritariamente pelo *GALA*trial que também não detectou diferença na incidência entre AVC, infarto do miocárdio e mortalidade, porém não possuindo poder estatístico sobre os últimos dois desfechos.[5] Uma metanálise mais recente,[6] utilizou-se de estudos observacionais (entretanto, com alto grau de viés de seleção) para demonstrar menor incidência de AVC, mortalidade e infarto do miocárdio no grupo de endarterectomias sob anestesia local. Um grande estudo retrospectivo sobre uma base de dados sobre cirurgia vascular europeia, entre 2003 a 2007, não demonstra alterações nos desfechos comparando os diferentes tipos de anestesia.[7] A conclusão, com base nos dados anteriores, é que a escolha é indiferente, devendo ser individualizada de acordo com características e opção do paciente, experiência do anestesiologista e familiaridade da equipe cirúrgica.[8-12]

A escolha por anestesia local pode ser vantajosa em pacientes colaborativos, com baixos níveis de ansiedade e ausência de claustrofobia, com ausência de alterações anatômicas (pescoço curto e grosso, com necessidade de maior tração para apresentação de estruturas), previsão de tempo cirúrgico normal ou reduzida, além da inexistência de preditores de via aérea difícil (no qual seria benéfico a garantia desta antes do início do ato cirúrgico).[9-12] Em pacientes com doença carotídea contralateral, a escolha por anestesia local parece levar a redução da incidência de AVC.[5]

Anestesia geral deve ser preferida em pacientes ansiosos, não colaborativos, possivelmente na presença de déficits neurológicos prévios, situações de anatomia desfavorável ou expectativa de tempo cirúrgico prolongado, maior necessidade de controle ventilatório (pneumopatias graves) e incapacidade de permanência na posição supina.[9-12]

2. Quais as vantagens e desvantagens de cada técnica?

A anestesia regional possui a vantagem da monitorização neurológica considerada padrão ouro para endarterectomia de carótida: a avaliação neurológica constante e seriada com o paciente consciente. Esta capacidade pode levar a menor utilização de *shunts*,[5,6] o qual, paradoxalmente, pode incorrer em maior risco de AVC pelo risco embólico, dissecção intimal e limitando a exposição da placa aterosclerótica a ser ressecada.[9,12] A anestesia locorregional cursa habitualmente com maior estabilidade hemodinâmica, com menor necessidade de vasopressores, evitando a labilidade da indução e despertar sob anestesia geral.[10] Análises de custo-efetividade mostram menores gastos, redução do tempo de internação hospitalar e menor de possibilidade de internação em ambiente intensivo nos pacientes submetidos a anestesia local.[13,14] Como desvantagens temos uma taxa não desprezível de conversão para anestesia geral, variando entre 2-6% em múltiplos estudos, além de complicações decorrentes da injeção de anestésico local, convulsões, a sensação de claustrofobia provocado pelos campos estéreis e acesso inadequado à via aérea do doente em caso de emergências.[9-11]

Já a anestesia geral possibilita maior conforto tanto ao paciente quanto à equipe cirúrgica, dotando o anestesista de maior controle ventilatório do primeiro. Evita conversões em situações de urgência, além de permitir a monitorização de isquemia miocárdica através da utilização da ecocardiografia transesofágica.[12] Contudo, o principal contraponto é a obrigatoriedade da utilização de monitores complementares para avaliação neurológica, com a ressalva de que nenhum destes possui eficácia absoluta na prevenção de desfechos neurológicos adversos ou na dispensação de confecção de *shunts*.[15] Outra desvantagem é a maior variância de índices hemodinâmicos ao longo do intraoperatório, porém existem técnicas para minimizá-las.

3. Como realizar a anestesia locorregional nestes pacientes?

A região cervical possui inervação proveniente do plexo cervical (ramos anteriores das raízes de C2-C4) e de ramos cervicais posteriores. A anestesia locorregional pode ser realizada com uma miríade de opções: bloqueios dos plexos cervicais superficiais, intermediários e profundos (isolados ou combinados), infiltração ao longo da incisão cirúrgica e dos tecidos adjacentes, infiltrações posteriores à bainha carotídea e bloqueios de ramos mandibulares e acessório.[8] O plexo cervical superficial pode ser anestesiado através da injeção em leque subcutânea, posteriormente ao músculo esternocleidomastóideo, no ponto médio da linha que liga o processo mastoide a vértebra C6 ipsilateral.[16]

A utilização de ultrassonografia é bem estabelecida e permite identificação precisa das estruturas na realização do plexo cervical em suas diversas modalidades.[17-19] O plexo cervical profundo pode ser anestesiado com o auxílio da ultrassonografia e com base em reparos anatômicos.[19] Foi realizada uma metanálise comparando a taxa de complicações entre o bloqueio do plexo cervical superficial e profundo, com maior incidência de complicações decorrentes da injeção profunda, além de maior taxa de conversões para anestesia geral (possivelmente por maiores taxas de injeção intravascular).[20] A associação da infiltração da região caudal ao ramo e do ângulo da mandíbula é eficaz em reduzir a sensação desconfortável dos afastadores cirúrgicos.[9]

Mas primariamente, independente da técnica, deve ser garantida analgesia satisfatória, podendo ser complementada ou por administração de fármacos intravenosos para fornecimento de ansiólise ou analgesia adicional.[9]

4. Como induzir a anestesia geral nestes pacientes?

É recomendado que todos os pacientes submetidos à anestesia geral sejam monitorizados com monitorização básica preconizada pela resolução do CFM nº 2174/2017, com monitorização do ritmo cardíaco, com ao mínimo duas derivações contínuas (D2 e V5, com a possibilidade do acréscimo de mais outra precordial) para a detecção de alterações eletrocardiográficas de isquemia miocárdica. A cateterização arterial para a medida de pressão arterial invasiva possui recomendação quase absoluta em todos as situações, para o manejo fino e detecção precoce de variações hemodinâmicas.[9-12] Uma venóclise de grande calibre, em geral, dispensa a necessidade de um cateter venoso central, em decorrência da segurança da utilização de drogas vasoativas, por um curto período de tempo.[21] Em situações de exceções, recomenda-se a punção em veia jugular interna contralateral ao procedimento, ou a utilização de sítios femorais ou subclávios. Deve-se ter para pronto uso medicações vasoativas para rápido controle da pressão arterial e frequência cardíaca, como exemplo: nitroprussiato/nitroglicerina, metaraminol e efedrina, além de atropina e esmolol.

Após prosseguimento com a monitorização básica e a venóclise, é recomendável uma sedação discreta para a cateterização arterial sob anestesia local. Destaca-se que a utilização de midazolam como pré-anestésico pode gerar sedação excessiva residual e atraso e comprometimento da avaliação neurológica imediata.

Após pré-oxigenação adequada, a indução anestésica deve ser titulada, com a preferência por fármacos com latência reduzida, para adequação da dose de acordo com efeito clínico observado, com atenção para oscilações da pressão arterial. O hipnótico habitualmente utilizado é o propofol, podendo-se optar pelo uso de etomidato, em pacientes com função cardiovascular reduzida ou limiar isquêmico reduzido. Opioides são utilizados para reduzir a resposta hemodinâmica adversa associada à intubação traqueal. Remifentanil é um fármaco com perfil farmacológico relevante para titulação de dose na indução.

Deve-se controlar a ventilação do paciente, uma vez que a partir de então a manutenção da normóxia e normocapnia será prejudicada. A utilização de lidocaína endovenosa ou topicamente na traqueia auxilia na redução da estimulação no processo de intubação traqueal. A escolha do bloqueador neuromuscular não detém particularidades, devendo-se escolher um fármaco que não atrase a extubação, permita fácil reversão e não possua efeitos hemodinâmicos adversos decorrentes da liberação de histamina.

O anestesiologista deverá estar ciente das variações de pressão arterial e frequência cardíaca durante este momento da anestesia, tratando-as com o emprego de drogas de meia-vida curta, como efedrina, metaraminol e nitroprussiato.

5. Quais os cuidados anestésicos no intraoperatório?

Os cuidados anestésicos a serem realizados nesta situação são para a manutenção da homeostase do fluxo sanguíneo cerebral, a proteção contra eventos isquêmicos cerebrais e cardíacos, além da promoção de condições para o rápido despertar ao término do procedimento.[12,22]

O plano anestésico pode ser mantido através da utilização de anestésicos inalatórios com menor grau de solubilidade, como o desflurano e sevoflurano, possibilitando despertar mais rápido,[23] com a desvantagem no aumento de taxas de náuseas e vômitos pós-operatórias. Todos os agentes voláteis promovem redução do metabolismo cerebral no mesmo grau, com a ressalva que o uso de desfluorano pode ocorrer em descargas simpáticas na vigência de alterações bruscas de sua concentração inspirada.

A utilização de propofol na cirurgia de endarterectomia de carótida possui evidência sólida. Aparenta promover maior estabilidade hemodinâmica e resulta em menores incidências de anormalidades segmentares de parede miocárdica,[24] porém sem alterações clínicas posteriores. Segue-se com emprego moderado de doses intermediárias de opioide para atenuação da hipertensão arterial decorrente da manipulação cirúrgica, de modo a não comprometer o despertar do paciente. A utilização de um plano anestésico mais superficial, além de cursar com menores eventos hipotensivos, permite a detecção de episódios isquêmicos com maior sensibilidade na eletroencefalografia.[11]

O manejo da pressão arterial possui destaque nesse tipo de procedimento. Áreas isquêmicas do cérebro cursam habitualmente com autorregulação deficiente, possuindo sua perfusão dependente de pressão. A própria manipulação cirúrgica decorrente do estímulo do seio carotídeo pode gerar bradicardia e hipotensão arterial. Além disso, pacientes portadores de hipertensão arterial, doença coronariana, *diabetes mellitus*, idade avançada e AVC recente podem apresentar alterações no barorreflexo.[25,26] Deve-se recordar os valores e intervalos de pressão arterial do pré-operatório, almejando sua manutenção, sendo que durante o clampeamento carotídeo é recomendável o aumento da pressão arterial em 10-20%, se não forem utilizados monitores de fluxo cerebral.[9,22] Contudo, tal conduta não é isenta de riscos, por aumentar o trabalho cardíaco e gerar situações de potencial isquemia cardíaca.[27]

O controle das variáveis respiratórias possui sua importância, uma vez que o dióxido de carbono é um dos vasodilatadores cerebrais mais potentes, porém este tema permanece controverso. A hipercapnia é evitável por causar um desvio do fluxo de áreas de áreas hipoperfundidas, com alteração da autorregulação cerebral, para áreas sadias. Contudo, não existem evidências que a hipocapnia agressiva consiga reverter ou seja capaz de prevenir esse fenômeno, sendo que em modelos animais demonstrou inclusive um aumento da região de isquemia. Portanto, o objetivo intraoperatório deve ser da normoxia e da normocapnia ou hipocapnia leve.[9,11]

Pode ser realizado um paralelo com o controle glicêmico, mantendo-se a normoglicemia. A hiperglicemia está associada a aumento da lesão isquêmica cerebral e complicações perioperatórias, enquanto a hipoglicemia é um mecanismo de lesão neuronal por si.[28]

6. Como realizar a monitorização neurológica nos pacientes acordados e nos sob anestesia geral?

A monitorização neurológica é realizada para a detecção de sinais indiretos e sintomas de isquemia cerebral, com o intuito da tomada de condutas para a sua reversão, como o aumento da pressão arterial e a confecção de um *shunt* carotídeo.

Em pacientes sob anestesia locorregional, o paciente encontra-se consciente, sendo avaliado em diversos domínios pela equipe. Durante o clampeamento da carótida, avalia-se o nível de consciência, fala e linguagem, além da força no membro contralateral[9] Foi descrito o uso de brinquedos com apitos para serem apertados, no caso de os membros superiores serem posicionados ao longo do corpo e envoltos em lençóis.

Em cirurgias que se realiza anestesia geral, a utilização de uma ou mais modalidades de monitoramento é altamente recomendada, sendo indicadas conforme disponibilidade e rotina do serviço.

A pressão do coto carotídeo é uma modalidade bem estabelecida, que ainda perdura na sua realização. Trata-se da medida da pressão da artéria carótida a jusante do clampeamento, visando avaliar o fluxo colateral proveniente da irrigação contralateral. Suas vantagens são a facilidade de sua realização, custo-efetividade e ausência de especialista necessária para utilização.[10] Contudo, o método possui diversas limitações. Trata-se de um método indireto, com valores críticos não estabelecidos, provavelmente com o valor de 40 mmHg traduzindo adequado fluxo colateral, possuindo baixa sensibilidade e especificidade quando utilizada isoladamente.[29]

A monitorização da atividade elétrica cerebral é realizada através do eletroencefalograma (EEG). Utiliza-se o EEG de 16 canais, o qual necessita de um profissional dedicado para sua avaliação. Busca-se a detecção de alterações elétricas sugestivas de isquemia durante o ato cirúrgico. Tem a capacidade de detectar êmbolos, mau funcionamento do *shunt* baixa pressão de perfusão cerebral. Entretanto, é sensível a múltiplos fatores, como temperatura, pressão arterial, anestésicos (seu uso limita a utilização de anestésicos voláteis até 0,5 da concentração alveolar mínima), não detecta alterações subcorticais, alta taxa de alterações isquêmicas em estenoses carotídeas bilaterais (a qual impossibilita seu uso nessas situações), baixa sensibilidade isolada e possibilidade de resultados falsos-negativos em pacientes com eventos isquêmicos prévios.[15] Em conjunto com a monitorização da pressão do coto carotídeo, sua sensibilidade é aumentada.[30]

É possível de monitorização do fluxo cerebral através do doppler transcraniano, que mede a velocidade do fluxo e o índice de pulsatilidade na artéria cerebral média. É um método excelente para detecção de eventos embólicos, que é o maior causador de eventos cerebrovasculares no perioperatório. Porém, também isoladamente não possui a capacidade de prever quais pacientes necessitariam de *shunt* no intraoperatório,[31] além de 10-20% dos pacientes possuírem espessura significativa do osso temporal, inviabilizando o método.

A utilização de monitorização de potenciais somatossensitivos evocados é outra modalidade complementar na neuromonitorização. Avalia a integridade da via sensorial, visando detecção de alterações isquêmicas no córtex sensitivo primário, o qual é irrigado pela artéria cerebral média. Possui a vantagem de avaliar áreas subcorticais, porém também sensível a múltiplos fatores como anestésicos, temperatura, pressão arterial e pressão parcial de oxigênio e CO_2. Seu papel como monitor válido neste tipo de cirurgia ainda é obscuro.

A espectrofotometria próxima ao infravermelho (NIRS) é um monitor que busca sua relevância nesse tipo de procedimento. Avalia a saturação de oxigênio cerebral regional através da absorbância e reflexão de ondas com comprimento próximos ao infravermelho através da pele e do crânio. Porém, a sua limitação é a avaliação do conteúdo de oxigênio de todos os tecidos abaixo do sensor, que é constituído de sangue venoso principalmente, a grande variabilidade da normalidade para um mesmo paciente, além da ausência de um valor de corte que indique a necessidade de *shunt*, sendo exportado de outros contextos como na cirurgia cardíaca.

7. Em quais pacientes pode se optar por *shunt* carotídeo?

O *shunt* carotídeo é realizado para restauração do fluxo cerebral durante o clampeamento da carótida em casos de ineficiência da circulação colateral através do polígono de Willis. Apesar de 80 a 85% dos pacientes tolerarem o clampeamento sem apresentar sintomas,[12] alguns serviços realizam o *shunt* carotídeo rotineiramente, principalmente em circunstâncias de estenose bilateral de carótida e do sistema vertebrobasilar ou alteração anatômica do polígono de Willis. O seu uso seletivo também é bem estabelecido na literatura, sendo empregado levando em consideração alterações na neuromonitorização. Nesse cenário, são analisados: pressão do coto carotídeo menor que 40 mmHg,[32] aumento de 25% de ondas teta e delta, redução da amplitude ou traçado isoelétrico no EEG,[12] alterações nos potenciais somatossensitivos evocados, redução maior que 90% do pico de velocidade sistólica ou aumento maior que 100% no índice de pulsatilidade do doppler transcraniano.[12]

Apesar do seu uso ser bem estabelecido nas situações anteriores, o *shunt* carotídeo não é isento de riscos. Diversos estudos não conseguiram provar superioridade na sua utilização,[33-35] sendo necessários mais estudos para comprovação do seu real benefício na endarterectomia de carótida.

8. Como deve ser o manejo analgésico para esses pacientes?

O manejo analgésico nestes pacientes é relevante, pois um controle álgico inadequado pode precipitar hipertensão arterial, isquemia miocárdica, *delirium*, etc. A analgesia para esses pacientes deve ser multimodal, evitando o excesso de opioides, pelo risco de depressão respiratória e consequente hipercapnia (que pode gerar hiperemia cerebral), além de sedação exacerbada, que prejudicará a avaliação neurológica no pós-operatório imediato. Deve-se ainda evitar anti-inflamatórios não esteroidais, pelo aumento do risco cardiovascular, alterações na agregação plaquetária e disfunção renal.[36] A utilização da anestesia locorregional pode ser uma modalidade analgésica excelente, sendo uma alternativa válida em paciente com contraindicações a outros fármacos.[37]

9. Quais critérios utilizar para indicar uma vaga de UTI no pós-operatório imediato?

Habitualmente, todos os pacientes devem ser encaminhados para uma unidade de monitorização intensiva ou semi-intensiva no pós-operatório imediato da endarterectomia de carótida, baseado no fato de que, a maioria das complicações possuem ocorrência precoce e necessitam de intervenção imediata.[9]

Apesar disso, alguns clínicos ainda acreditam que não seja necessária indicação de UTI de rotina para esses pacientes.

Um estudo retrospectivo[38] elencou 10 fatores de risco pré-operatórios, sendo eles: hipertensão, doença arterial coronariana, infarto do miocárdio, insuficiência cardíaca, arritmias, acidente vascular cerebral, doença renal crônica, doença vascular periférica, diabetes mellitus e doença pulmonar obstrutiva crônica. Em casos de pacientes com menos de 4 fatores de risco, seria possível considerar encaminhamento para unidade semi-intensiva, os demais, deveriam ser encaminhados para unidade intensiva, por um período mínimo de 8 horas. Outro estudo similar[39] demonstrou que após 12 horas de monitorização sem necessidade de intervenções, os pacientes submetidos a endarterectomia de carótida, podem receber alta da UTI.

10. Quais são as possíveis complicações que ocorrem no intra e pós-operatório?

Embora a endarterectomia de carótida possua benefício comprovado para pacientes sintomáticos ou assintomáticos com estenoses críticas, não se encontra isento de complicações, muitas vezes severas. As complicações mais temidas no intraoperatório são eventos cerebrovasculares, de etiologia diversa: trombose carotídea, embolia ateromatosa, dissecção intimal ou por hipoperfusão cerebral. São também possíveis de ocorrência no intraoperatório: rebaixamento de nível de consciência, convulsões, hemorragia, reações adversas a protamina, entre outras infrequentes.

Estudos que definiram a base de evidência para a cirurgia de carótida, como o *European Carotid Surgery Trial*[40] e o *The North American Symptomatic Carotid Endarterectomy Trial*,[41,42] são consonantes e demonstram uma taxa aproximada de 6% de AVC no perioperatório, com aproximadamente 1% de taxa de mortalidade nos primeiros 30 dias. A incidência de infarto do miocárdio se aproxima a 1%. Outras complicações relevantes são hematoma cervical (7,1%, felizmente não complicados em sua maioria), lesões de nervos cranianos (8%) e infecção de ferida operatória (2%). Deve-se atentar para lesões do nervo laríngeo recorrente, configurando uma etiologia de insuficiência respiratória aguda, especialmente em procedimentos bilaterais.

A complicação mais frequente, que indica monitorização no pós-operatório, requisitando intervenções é hipertensão. Essa ocorre por diversas causas, sendo a manipulação cirúrgica com preponderância pela denervação carotídea. A hipertensão aumenta o risco de morbidade cardiovascular e cerebral, além da síndrome de hiperperfusão cerebral. Essa última,[43] caracterizada por reperfusão cerebral com aumento de fluxo cerebral em territórios com perda da autorregulação, apresentando-se como cefaleia, convulsão, edema cerebral e hemorragia intraparenquimatosa.

Referências Bibliográficas

1. Rothwell PM. The interrelation between carotid, femoral and coronary artery disease. European Heart Journal. 2001;22: 11–14. https://doi.org/10.1053/euhj.2000.2226.

2. Jashari F, Ibrahimi P, Nicoll R, et al. Coronary and carotid atherosclerosis: Similarities and differences. Atherosclerosis. 2013;227:193-200. https://doi.org/10.1016/j.atherosclerosis.2012.11.008.

3. Nikic P, Savic M, Jakovljevic V, et al. Carotid atherosclerosis, coronary atherosclerosis and carotid intima-media thickness in patients with ischemic cerebral disease: Is there any link? Experimental and Clinical Cardiology. 2006;11:102-6.

4. Vaniyapong T, Chongruksut W, Rerkasem K. Local versus general anaesthesia for carotid endarterectomy (Review).Cochrane Database of Systematic Reviews. 2013;12:1-36.

5. Lewis SC, Warlow CP, Bodenham AR, et al. General anaesthesia versus local anaesthesia for carotid surgery (GALA): a multicentre, randomised controlled trial. The Lancet. 2008;372:2132-42. https://doi.org/10.1016/S0140-6736(08)61699-2.

6. Hajibandeh S, Hajibandeh S, Antoniou SA, et al. Meta-analysis and trial sequential analysis of local vs general anaesthesia for carotid endarterectomy.Anaesthesia. 2018;73:1280-89. https://doi.org/10.1111/anae.14320.

7. Beiles B, Halbakken E, Jensen LP, et al.Outcome Following Carotid Endarterectomy : Lessons Learned From a Large International Vascular Registry. European Journal of Endovascular Surgery. 2011;41:7–12. https://doi.org/10.1016/j.ejvs.2011.02.028.

8. MacFarlane AJR, Vlassakov K, Elkassabany N. Regional anesthesia for vascular surgery: Does the anesthetic choice influence outcome? Current Opinion in Anaesthesiology. 2019;32:690-96. https://doi.org/10.1097/ACO.0000000000000781.

9. Shalabi A, Chang J. Anesthesia for Vascular Surgery. In: Gropper MA, Cohen NH, Eriksson LI, Fleisher LA, Leslie K, Wiener-Kronish JP, editors.Miller's Anesthesia. Elsevier, 2020 (9th ed), p.1825-67.

10. Valentine EA, Ochroch EA. Anesthesia for Vascular and Endovascular Surgery. In: Barash P, Cullen B, Stoelting RK, Calahan MK, Stoch MC, et al. Clinical Anesthesia. Wolters Kluwer Health, 2017 (8th ed), p.2760-840.

11. Nelson P, Hemmings Jr HC. Carotid Artery Disease. In: Yao FSF, Hemmings HC, Fong J, Malhotra V, editors. Anesthesiology: Problem-Oriented Patient Management. 9thed. Philadelphia: Wolters Kluwer Health, 2021.

12. Lemm J, Nicoara A, Swaminethan M. Anesthesia for Major Vascular Surgery. In: Longnecker DE, Mackey SC, Newman MF, Sandberg W, Zapol WM, editors. Anesthesiology. 3. ed. New York: Mc Graw Hill Education, 2018.

13. Siu A, Patel J, Prentice HA, Cappuzzo JM. A Cost analysis of Regional Versus general Anesthesia for carotid Endarterectomy. Annals of Vascular Surgery. 2016;39:189-94. https://doi.org/10.1016/j.avsg.2016.05.124.

14. Gomes M, Soares MO, Dumville JC, et al. Cost-effectiveness analysis of general anaesthesia versus local anaesthesia for carotid surgery (GALA Trial). Br J Surg. 2010;62:1218-25. https://doi.org/10.1002/bjs.7110.

15. HansSS, Jareunpoon O. Prospective evaluation of electroencephalography, carotid artery stump pressure, and neurologic changes during 314 consecutive carotid endarterectomies performed in awake patients. Journal of Vascular Surgery. 2007;45(3):511-15. https://doi.org/10.1016/j.jvs.2006.11.035.

16. Vloka JD, Smeets AS, Tsai T, Bouts C. Cervical Plexus Block – Landmarks and Nerve Stimulator Technique. NYSORA. Disponível em: https://www.nysora.com/techniques/head-and-neck-blocks/cervical/cervical-plexus-block/. Acesso em 05/01/2020.

17. Soeding P, Eizenberg M. Review article : anatomical considerations for ultrasound guidance for regional anesthesia of the neck and upper limb. Can J Anaesth. 2009;56:518-33. https://doi.org/10.1007/s12630-009-9109-7.

18. Thomas M, Thomas I. Processed Electroencephalogram during the Dying Process. In Response. Anesthesia &Analgesia. 2010;111(6): 1562-4. https://doi.org/10.1213/ANE.0b013e3181f2c0b1.

19. Bendtsen T, Abbas S, Chan V. Ultrasound-Guided Cervical Plexus Block. NYSORA. Disponível em: https://www.nysora.com/techniques/head-and-neck-blocks/cervical/ultrasound-guided-cervical-plexus-block/. Acesso em 05/01/2020.

20. Pandit JJ, Gration P. Superficial or deep cervical plexus block for carotid endarterectomy : a systematic review of complications. British Journal of Anaesthesia.2007;99(2):159-69. https://doi.org/10.1093/bja/aem160.

21. Tian DH, Smyth C, Keijzers G, Macdonald SPJ. Safety of peripheral administration of vasopressor medications : A systematic review. Emerg Med Australas.2019;32:1-8. https://doi.org/10.1111/1742-6723.13406.

22. Vanpeteghem C, Moerman A, De Hert S. Perioperative hemodynamic management of carotid artery surgery. Journal of Cardiothoracic and Vascular Anesthesia. 2016;30(2): 491-500. https://doi.org/10.1053/j.jvca.2015.07.030.

23. Umbrain V, Keeris J, D'Haese J, Verborgh C, Debing E, et al. Isoflurane, desflurane and sevoflurane for carotid endarterectomy. Anaesthesia. 2000; 55(11); 1052-7. https://doi.org/10.1046/j.1365-2044.2000.01617.

24. Jellish SW, Sheikh T, Baker WH, Louie EK, Slogoff S. Hemodynamic Stability, Myocardial Ischemia, and Perioperative Outcome After Carotid Surgery with Remifentanil/Propofol or Isoflurane/Fentanyl Anesthesia. Journal of Neurosurgical Anesthesiology. 2003;15(3):176-84.

25. Stoneham MD, Thompson JP, Trust NHS, Infirmary LR, Le L. Arterial pressure management and carotid endarterectomy. British Journal of Anaesthesia. 2009;102(4):442-52. https://doi.org/10.1093/bja/aep012.

26. Lanfranchi PA, Somers VK. Arterial baroreflex function and cardiovascular variability: interactions and implications. American Journal of Pyshiology Regulatory, Integrative and Comparative Physiology. 2002;283:815-26.

27. Smith JS, Roizen MF, Cahalan MK, Benefiel DJ. Does Anesthetic Techinique make a Difference? Augmentation of Systolic Blood Pressure during Carotid Endarterectomy: Effects of Phenylephrine Versus Light Anesthesia and of Isoflurane versus Halothane on the Incidence of Myocardial Ischemia. Anesthesiology. 1998;69(6):846-53.

28. McGirt MJ, Woodworth GF, Brooke BS, Coon AL, Jain S, et al. Hyperglycemia Independently Increases the Risk of Perioperative Stroke, Myocardial Infarction, and Death after Carotid Endarterectomy. Neurosurgery. 2006;58(6): 1066-73. https://doi.org/10.1227/01.NEU.0000215887.59922.36.

29. Calligaro KD, Dougherty MJ. Correlation of carotid artery stump pressure and neurologic changes during 474 carotid endarterectomies performed in awake patients. Journal of Vascular Surgery. 2005;42(4): 684-9. https://doi.org/10.1016/j.jvs.2005.06.003.

30. Guay J, Kopp S. Cerebral monitors versus regional anesthesia to detect cerebral ischemia in patients undergoing carotid endarterectomy: a meta-analysis. Can J Anaesth. 2013;60(3):266-79. https://doi.org/10.1007/s12630-012-9876-4.

31. Moritz S, Kasprzak P, Arlt M, Taeger K, Metz C. Accuracy of Cerebral Monitoring in Detecting Cerebral Ischemia during Carotid Endarterectomy: A Comparison of Transcranial Doppler Sonography, Near-infrared Spectroscopy, Stump Pressure, and Somatosensory Evoked Potentials. Anesthesiology. 2007;107(4):563-9. https://doi.org/10.1097/01.anes.0000281894.69422.ff.

32. AbuRahma AF, Stone PA, Hass SM, Dean LS, Habib J, et al. Prospective randomized trial of routine versus selective shunting in carotid endarterectomy based on stump pressure. Journal of Vascular Surgery. 2010;51(5): 1133-8. https://doi.org/10.1016/j.jvs.2009.12.046.

33. Chongruksut W, Vaniyapong T, Rerkasem K. Routine or selective carotid artery shunting for carotid endarterectomy (and different methods of monitoring in selective shunting). Cochrane Database of Systematic Reviews.2014(6): CD000190. https://doi.org/10.1002/14651858.CD000190.pub3.

34. Gumerlock MK, Neuwelt EA. Carotid endarterectomy: To shunt or not to shunt. Stroke. 1988;19(12):1482–1484. https://doi.org/10.1016/S0888-6296(89)98803-0.

35. Sandmann W, Kolvenbach R,Willeke F. Risks and benefits of shunting in carotid endarterectomy. Stroke. 1993;24(7):1098-9. https://doi.org/10.1161/01.STR.24.7.1098.

36. Bally M, Dendukuri N, Rich B, Nadeau L, Helin-Salmivaara A, et al. Risk of acute myocardial infarction with NSAIDs in real world use : bayesian meta-analysis of individual patient data. British Medical Journal.2017;2(357):1-13. https://doi.org/10.1136/bmj.j1909.

37. Kim JS, Ko JS, Bang S, Kim H, Lee SY. Cervical plexus block. Korean J Anesthesiol. 2018;71(4): 274-88. https://doi.org/10.4097/kja.d.18.00143.

38. Lipsett PA, Tierney S, Gordon TA, Perler BA. Carotid endarterectomy - Is intensive care unit care necessary? Journal of Vascular Surgery.1994;20(3):403-10. https://doi.org/10.1016/0741-5214(94)90139-2.

39. Sheehan MK, Baker WH, Littooy FN, Mansour MA, Kang SS. Timing of postcarotid complications: A guide to safe discharge planning. Journal of Vascular Surgery. 2001;34(1):13-6. https://doi.org/10.1067/mva.2001.116106.

40. Rothwell PM, Gutnikov SA, Warlow CP. Reanalysis of the final results of the European Carotid Surgery Trial. Stroke. 2003;34(2):514-23. https://doi.org/10.1161/01. STR.0000054671.71777.C7.

41. IJsselmuiden CB, Faden RR. Beneficial Effect of Carotid Endarterectomy in Symptomatic Patients with High-Grade Carotid Stenosis. New England Journal of Medicine.1992;326(7):445-53.

42. Ferguson GG, Eliasziw M, Barr HW, Clagett GP, Barnes RW, et al. The North American Symptomatic Carotid Endarterectomy Trial Surgical Results in 1415 Patients. Stroke. 2015;30:1751-8.

43. Wagner WH, Cossman DV, Farber A, Levin PM, Cohen JL. Hyperperfusion syndrome after carotid endarterectomy. Annals of Vascular Surgery. 2005;19(4):479-86. https:// doi.org/10.1007/s10016-005-4644-3.

Anestesia em Paciente com Tumor de Adrenal

5

Iracy Silvia Corrêa Soares
Gabriel Bacagini Guedes

Caso Clínico

Um paciente de 15 anos, gênero masculino, apresenta hipertensão arterial grave há dois anos. Evolui com anemia ferropriva e episódios de hipotensão postural, além de crises de hipertensão arterial, sudorese e cefaleia. Investigado em vários serviços de saúde anteriormente sem diagnóstico, foi então encaminhado para o Serviço de Endocrinologia do Hospital das Clínicas da Faculdade de Medicina da Universidade de São Paulo (HCFMUSP), sendo iniciada a investigação de tumor adrenal. Após a realização de alguns exames, observou-se alto nível plasmático de catecolaminas, com níveis muito altos de noradrenalina. Realizada investigação com exames de imagem que evidenciaram duas massas localizadas em adrenal direita e adrenal esquerda, além de um paraganglioma para-aórtico interaortocaval.

1. O que é um paraganglioma?

Um tumor que secreta catecolaminas (adrenalina, noradrenalina e dopamina) localizado fora da adrenal é chamado paraganglioma.

2. Como deve ser o preparo pré-operatório deste paciente?

O paciente foi preparado durante 14 dias com administração de anlodipina, doxazosina e propranolol e a abordagem cirúrgica foi programada em dois tempos. Entre a primeira e a segunda cirurgias, foi medicado apenas com doxazocina. Realizada, no primeiro tempo, adrenalectomia esquerda convencional e 30 dias depois, a adrenalectomia direita convencional com ressecção de paraganglioma interaortocaval.

3. A medicação pré-anestésica é útil nesse paciente?

Sim, em ambas abordagens a medicação pré-anestésica iniciou-se na noite anterior com 10 mg de diazepam oral e no dia da cirurgia foi administrado midazolam intramuscular. A medicação pré-anestésica atua reduzindo a ansiedade, diminuindo a liberação de catecolaminas e auxiliando no controle dos níveis pressóricos deste paciente.

4. Qual técnica anestésica deve ser utilizada?

Entre as técnicas anestésicas possíveis, neste paciente foi realizada uma anestesia peridural contínua, complementada com anestesia geral balanceada com anestesia tópica periglótica. Para um bloqueio peridural em faixa evitando a vasodilatação periférica com consequente hipotensão arterial, podemos utilizar volume de anestésico local de 10 mL de bupivacaína 0,5%, levobupivacaína 0,5% ou ropivacaína 0,75%. O bloqueio simpático em faixa reduz a liberação de catecolaminas, além de prover analgesia eficaz no pós-operatório.

5. Como deve ser a monitorização deste paciente?

Deve ser realizada a monitorização invasiva de pressão arterial e obtido acesso venoso central, preferencialmente em veia jugular interna direita. Episódios de hipertensão podem ser manejados com infusão de nitroprussiato de sódio ou bolus de esmolol (se acompanhados de taquicardia). Muitas vezes é necessária infusão de noradrenalina por curto período no final do primeiro tempo cirúrgico e em baixas doses por período prolongado após a ressecção da última peça cirúrgica (paraganglioma). Em ambas as abordagens, o paciente foi extubado em sala de cirurgia e transferido à UTI para realização do pós-operatório.

6. Este paciente pode apresentar uma síndrome que explique essa apresentação clínica?

Sim, foi levantada a hipótese de síndrome de Von-Hippel-Lindau confirmada ambulatorialmente por teste genético.

Síndromes hereditárias como neoplasia endócrina múltipla tipo 2 (NEM 2), neurofibromatose tipo 1 e síndrome de Von-Hippel-Lindau têm associação com feocromocitomas.[1] A síndrome de Von-Hippel-Lindau é uma doença autossômica dominante que se caracteriza por hemangioblastomas em retina e cerebelo associados a paragangliomas e feocromocitomas bilaterais.[2] A incidência de feocromocitomas em pacientes com síndrome de Von-Hippel-Lindau varia entre 10-20%.[2] Usualmente, os tumores nessa síndrome são múltiplos e bilaterais com tumores adrenais podendo acometer até 50-70% dos pacientes, paragangliomas extra-adrenais ocorrendo em 10-15% dos casos e formas malignas em menos de 10% dos casos, porém mais frequentes em pacientes mais jovens (crianças).[2]

7. As glândulas adrenais exercem um amplo espectro de funções fundamentais à homeostase. Qual a divisão anatômica e funcional da glândula suprarrenal?

A glândula suprarrenal está dividida anatomicamente em córtex e medula.

A córtex é a camada mais externa da glândula e representa 80% da massa glandular. Sintetiza corticosteroides que atuam na regulação do sódio, potássio e água corporais, além da regulação do metabolismo de carboidratos. Os mais importantes são os mineralocorticoides e os glicocorticoides.

Os mineralocorticoides (representados principalmente pela aldosterona) atuam na regulação das concentrações corporais de sódio, potássio e água. Os glicocorticoides (principal deles é o cortisol) atuam na regulação do metabolismo de carboidratos, estimulando a gliconeogênese.[3] A medula é a parte interna da glândula representando 20% da mesma e sintetiza catecolaminas tais como adrenalina, noradrenalina e dopamina. O tumor mais comum é o que sintetiza noradrenalina, mas eles podem ser mistos e sintetizar mais de uma delas.

8. Qual o quadro clínico clássico de hiperaldosteronismo primário?

O quadro clínico clássico de hiperaldosteronismo primário é o paciente que se apresenta com hipertensão e hipopotassemia, devido à ação da aldosterona em excesso.[4]

9. A síndrome de Cushing, na maioria das vezes, é desencadeada por um tumor hipofisário secretor de cortisol?

Não, a hipersecreção de cortisol pode se originar a partir de duas vias: de um tumor de hipófise que estimula produção de cortisol através do ACTH ou por um tumor adrenal hiperfuncionante (independente de ACTH).

10. O preparo pré-anestésico de pacientes portadores de feocromocitoma deve se iniciar com o uso de betabloqueadores?

O preparo pré-operatório de pacientes com feocromocitoma deve ser realizado de 10 a 14 dias no mínimo; objetivando reestabelecer a volemia e normalizar a pressão arterial (em média, menor ou igual a 140 × 90 mmHg).

Deve iniciar com bloqueador alfa1 seletivo, sendo o bloqueador beta introduzido em seguida para controle de frequência cardíaca (FC > 140 bpm) se necessário. Além disso, o uso de medicação pré-anestésica deve ser incentivado nestes pacientes, pois visa diminuir a liberação de catecolaminas. Pacientes portadores de feocromocitoma, em situações de estresse, apresentam uma liberação muito aumentada de catecolaminas; a medicação pré-anestésica deve ser utilizada na noite anterior (preferencialmente um benzodiazepínico de ação prolongada como o diazepam, que apresenta efeito residual prolongado) e antes do transporte ao centro cirúrgico (midazolam). Deve-se lembrar que o paciente, mesmo que submetido a um preparo adequado, pode liberar catecolaminas em situações específicas, tais como: estresse, frio, intubação orotraqueal, insuflação do pneumoperitônio e manipulação da glândula adrenal.

11. Em relação aos pacientes pediátricos, o feocromocitoma é um achado comum?

Não, feocromocitoma é uma doença rara em pediatria, sendo o acometimento bilateral extremamente raro, estando sempre relacionado com doenças genéticas como por exemplo Von-Hippel-Lindau, NEM 2A.[5,6]

12. Quais os sintomas clássicos apresentados pelos pacientes com feocromocitoma?

Os sintomas clássicos do feocromocitoma compõe uma tríade presente na maioria dos pacientes com feocromocitoma que consiste em: sudorese, cefaleia e palpitação.

13. Como é feito o diagnóstico de feocromocitoma?

O diagnóstico específico do feocromocitoma é feito por testes bioquímicos que avaliam a presença de catecolaminas e seus metabólitos no plasma ou na urina, devendo ser confirmados em seguida por exames de imagem (tomografia computadorizada, ressonância nuclear magnética, cintilografia com metaiodobenzilguanidina-131-iodina).[7] A dosagem de ácido vanilmandélico na urina é o teste laboratorial mais frequentemente utilizado para diagnóstico de feocromocitoma. O ácido vanilmandélico é um subproduto do metabolismo das catecolaminas. Como a meia vida plasmática das catecolaminas é muito curta (poucos minutos), a dosagem sérica das catecolaminas não é utilizada para fazer o diagnóstico.

14. Quais medicações podem ser utilizadas no manejo intraoperatório do feocromocitoma?

Todos os fármacos que liberam histamina (como morfina e atracúrio) devem ser evitados, pois se sabe que a histamina estimula a liberação de catecolaminas.[8] Não existem relatos de liberação de histamina com o uso de morfina via neuroeixo, portanto ela pode ser utilizada na peridural para analgesia no pós-operatório.

A hipertensão arterial não deve ser corrigida com fentolamina, pois a fentolamina é um fármaco de alto custo e baixa disponibilidade no Brasil e a hipertensão arterial intraoperatória deve ser tratada com nitroprussiato de sódio devido ao seu potente efeito vasodilatador através da liberação de óxido nítrico com início de ação rápida e curta duração. O sulfato de magnésio também pode ser utilizado, atuando nos canais de cálcio e bloqueando a liberação de catecolaminas, além do potencial benefício por efeito vasodilatador e antiarrítmico.

Podemos observar hipotensão arterial logo após a ligadura da veia renal, pois há uma queda abrupta da atividade simpática. A utilização de betabloqueadores deve ser sempre orientada em relação ao tempo cirúrgico para ligadura da veia, pois o uso de betabloqueador minutos antes do clampeamento da veia renal pode causar colapso cardiovascular, levando a parada cardíaca e óbito. Caso necessário, o betabloqueador utilizado deve ser de curta duração como o esmolol, sendo que a taquiarritmia durante a ligadura da veia renal deve ser controlada com betabloqueadores.

15. Quais os cuidados no pós-operatório devem ser adotados?

Os pacientes submetidos à ressecção de feocromocitoma devem, obrigatoriamente, ser encaminhados à UTI, pois apresentam alta vulnerabilidade para episódios hipertensivos, hipotensivos e hipoglicêmicos.

Os níveis de catecolaminas circulantes não se estabilizam no pós-operatório imediato. Em média, 50% dos pacientes submetidos à ressecção de feocromocitoma continuam hipertensos nos primeiros 7 a 10 dias devido ao alto nível de catecolaminas circulantes e 30% dos pacientes continuam hipertensos mesmo após a retirada do tumor.

Pacientes submetidos a ressecção de feocromocitoma raramente apresentam hiperglicemia no pós-operatório imediato, sendo mais comum episódios de hipoglicemia no pós-operatório imediato (a fisiopatologia deste fenômeno ainda não é conhecida; acredita-se que os níveis de insulina aumentam após a ressecção do tumor devido a retirada da supressão às células beta pancreáticas causada pelas catecolaminas). Por esse motivo, a glicemia deve ser monitorizada regularmente no pré, intra e pós-operatório.

16. É possível a ocorrência desse tipo de tumor durante a gestação? Quais os riscos para mãe e feto?

Feocromocitoma durante a gestação representa risco adicional para a mãe e o feto, sendo que a presença deste tumor durante a gestação aumenta em 40% a mortalidade materna e em 56% a mortalidade fetal. O diagnóstico pode ser confundido com pré-eclâmpsia e miocardiopatias, estando a cesárea precoce bem indicada.[9]

Referências Bibliográficas

1. Peramunage D, Nikravan S. Anesthesia for Endocrine Emergencies. Anesthesiology Clin, 2020; 38:149-163.

2. Bellarbi DE, Chentli F. The importance of genetic study and long-term management in patients with bilateral pheochromocytomas. Arch Clin Cases, 2019;6:85-90.

3. Soares I, Rossini R, Vane M. Anestesia no Sistema Endócrino. Em: Bagatin A, Cangiani LM, Carneiro AF, Nunes R. Bases do Ensino da Anestesiologia, 2016;37:818-37.

4. Mulatero P, Stowasser M, Loh KC, et al. Increased diagnosis of primary aldosteronism, including surgically correctable forms, in centers from five continents. J Clin Endocrinol Metabol, 2004; 89:1045-50.

5. Tanno FY, Srougi V, Almeida MQ, Yamauchi FI, Soares I, et al. A new insight into the surgical treatmeant of primary macronodular adrenal hyperplasia. Journal of the Endocrine Society, 2020;4(8):1-14.

6. Petenuci J, Guimaraes A, Benedetti AFF, et al. (MON-218) Clinical and Genetic Aspects of Pediatric Pheochromocytomas and Paragangliomas. April-May 2020. Journal of the Endocrine Society, 2020;4:A413-A414.

7. Soares S, Mizumoto N, Rossini R. Avaliação do Sistema Endócrino. EM Cangiani LM, Carmona MJC, Torres MLA et al. Tratado de Anestesiologia SAESP, 2017; 86:1227-1239.

8. Ramakrishna H. Pheochromocytoma resection: Current concepts in anesthetic management. J Anaesthesiol Clin Pharmacol, 2015;31:317-323. doi: 10.4103/0970-9185.161665. PMID: 26330708; PMCID: PMC4541176.

9. Lyman DJ. Paroxysmal hypertension, pheochromocytoma and pregnancy. J Am Board Fam Pract, 2002; 15:153-8.

Anestesia para Trauma Cranioencefálico (Neurocirurgia)

6

Bruno Erick Sinedino de Araújo

Caso Clínico

Paciente masculino, 22 anos, envolveu-se em colisão em alta velocidade de motocicleta *versus* automóvel. Na cena, ele se encontrava a cinco metros de sua motocicleta, inconsciente. Não apresentava abertura ocular espontânea, murmurava sons incompreensíveis ao estímulo doloroso com postura de descerebração e pupilas não reagentes. Foi prontamente intubado pelo serviço de emergência no atendimento inicial e conduzido ao hospital terciário mais próximo. Na admissão hospitalar, não apresentava abertura ocular espontânea nem aos estímulos, estava intubado, postura de descerebração, pupilas não reagentes, múltiplas escoriações e hematomas pelo corpo, seus sinais vitais eram PA = 61 × 38 mmHg, FC = 164 bpm, FR= 22 rpm, SpO_2 = 100% com FiO_2 = 40%. Esse paciente foi ressuscitado com solução cristaloide e, após realização de tomografia computadorizada (TC) de crânio, foi encaminhado ao centro cirúrgico.*

1. Quais são as lesões intracranianas prováveis nesse caso? Qual a diferença de lesão primária e secundária?

O caso descrito nos apresenta um trauma cranioencefálico (TCE) grave associado a traumas contusos em demais localidades não descritas. É importante frisar que o paciente foi vítima de um trauma com alta energia cinética – conclusão derivada da ejeção do corpo a cinco metros de sua motocicleta. Em situações como a descrita, as lesões intracranianas se desenvolvem pelo mecanismo inercial (aceleração/desacerelação) ao qual o parênquima cerebral e seu arcabouço ósseo são submetidos. A rápida desaceleração impõe ao cérebro deslocamento intracraniano com abrasões e fricções sobre as superfícies ósseas irregulares do aparato ósseo que o envolve, gerando sufusões hemorrágicas as quais podem estar ou não associadas a fraturas ósseas. Logo, podem ser observadas hemorragia/hematoma subdural aguda(o) por lesão direta das veias ponte (comunicantes entre o parênquima cerebral e a porção encefálica

---

* Siglas: PA = pressão arterial; mmHg = milímetros de mercúrio; FC = frequência cardíaca; bpm = batimentos por minuto; FR = frequência respiratória; rpm = respirações por minuto; SpO_2 = saturação periférica da hemoglobina pelo oxigênio; FiO_2 = fração inspirada de oxigênio.

da membrana dura-máter), hemorragia epidural aguda (nas descrições clássicas, secundária à lesão da artéria meníngea média) e hemorragias intraparenquimatosas (geradas através de rupturas de vasos nutridores na porção interna encefálica englobando a substância branca). Além destas, traumas com alta energia cinética também são capazes de gerar lesões cerebrais difusas como o inchaço cerebral, caracterizado pela associação de edema citotóxico (incongruência entre a demanda metabólica neuronal pós-traumática e o aporte de oxigênio, induzindo anaerobiose celular), edema vasogênico (extravasamento interstícial de conteúdo vascular por dano endotelial). Ainda, podem submeter o cérebro a movimentos erráticos com padrão rotacional com capacidade de "esticar", e às vezes "rasgar" (*tear axonial injury*), os axônios dentro dos tratos de substância branca do cérebro, o que é conhecido como "lesão axonal difusa". Embora tradicionalmente utilizadas, as tomografias computadorizadas são incapazes de detectar essas lesões, as técnicas de imagem modernas, como anisotropia fracionada alterada usando imagens de tensor de difusão e ressonância magnética, mostram-se mais precisas e promissoras na detecção dessas alterações.

A injúria primária (também denominada *first hit* ou dano mecânico), por definição, é o mecanismo traumático direto ao qual o crânio e o encéfalo são submetidos. Por exemplo, trauma contuso durante partida de futebol americano, trauma penetrante gerado por ferimento por arma de fogo (FAF). Não há tratamento específico para essa ocorrência, mas apenas medidas profiláticas/preventivas podem ser tomadas no que tange o seu combate, como educação no trânsito, proteção e cautela durante treinamento físico em esportes específicos, treinamento para manejo de armas de fogo, etc.

A injúria secundária (também conhecida como *second hit*) é representada por processos patológicos consecutivos iniciados no momento da lesão com apresentação clínica tardia. Isquemia cerebral e hipertensão intracraniana,

por exemplo, referem-se a insultos secundários e, em termos de tratamento, esses tipos de lesão são sensíveis a intervenções terapêuticas.

2. Qual a importância do controle glicêmico no traumatismo cranioencefálico (TCE)? Quais são os distúrbios eletrolíticos mais encontrados nesse tipo de trauma?

O manejo glicêmico através da busca da normoglicemia é um dos objetivos anestésicos traçados quando nos deparamos com pacientes vítimas de neurotrauma grave. A hiperglicemia pode causar lesão cerebral secundária, levando ao aumento das taxas glicolíticas evidenciadas pelo aumento da razão lactato/piruvato, resultando em acidose metabólica no parênquima cerebral, superprodução de espécies reativas de oxigênio (radicais livres) e, por fim, morte celular neuronal programada (apoptose) ou não. A despeito de alguns estudos relatarem mortalidade mais baixa com aquela terapia intensiva de insulina e controle estrito da glicemia (glicemia alvo 80-110 mg/dL) em pacientes gravemente enfermos, com o advento de estudos mais recentes como o *NICE-SUGAR trial*, não apenas houve falha na demonstração do benefício da terapia intensiva com insulina e o controle mais rígido, como também se encontrou maior risco de hipoglicemia e desfechos piores para a vitalidade cerebral.

Como a hiperglicemia intraoperatória é comum em adultos submetidos a craniotomia de urgência/emergência para TCE em até 15% dos pacientes, fatores de risco que costumam associar-se a esta manifestação laboratorial são: TCE grave, presença de hematoma subdural, hiperglicemia pré-operatória e idade ≥ 65 anos. Dada a evidência atual para controle de glicose, recomenda-se uma faixa alvo de glicose de 80-180 mg/dL.

No que tange à análise do desequilíbrio eletrolítico em casos de TCE, os fatores etiológicos derivam diretamente da patologia do próprio cérebro ou possuem conexão com a terapêutica instituída durante os cuidados com o caso, de forma a agrupá-la tematicamente como "iatrogênica", ou ainda ser produto de condições pré-existentes desconhecidas, como insuficiência renal, cirrose, ou insuficiência cardíaca congestiva. De todos os eletrólitos séricos, o mais vulnerável ao desequilíbrio em pacientes com TCE é o **sódio**. Logo na sequência, distúrbios de **potássio** e **cálcio** aparecem com importância relativa menor, e habitualmente estão relacionados com o manejo transfusional do paciente – hipercalemia e hipocalcemia secundárias. A magnesemia, avaliada conjuntamente em alguns trabalhos nesta população, não mostrou grande variação clínica. Este conceito de estabilidade será revisitado em outro ponto deste capítulo.

Num paciente vítima de neurotrauma – seja moderado ou grave, a exigência prevista da natremia destes pacientes passa a assumir valores superiores aos limites fisiológicos habituais, de forma que nível **inferior** a **142 mEq/L** já é um indicativo de hiponatremia para a confecção de condutas anestésicas. Firmado este conceito, a hiponatremia em um cenário de TCE geralmente irá apresentar dois grandes diagnósticos diferenciais: Síndrome de secreção inapropriada do hormônio antidiurético (SIADH) e Síndrome cerebral perdedora de sal (*Cerebral Salt-Wasting syndrome*).

A **Síndrome de secreção inapropriada do hormônio antidiurético (SIADH)** compreende quadro de hiponatremia euvolêmica (**normovolemia**, **hipo-osmolaridade sérica**, hipouricemia e osmolaridade urinária acima de 100 mOsmol/kg, com aumento da natriurese, superior a 40 mEq/L). O tratamento clássico desta patologia resume-se à restrição hídrica, reposição de sódio por solução hipertônica em casos específicos e uso de demeclociclina (antibiótico com efeito colateral que induz resistência ao ADH no tubo coletor glomerular) ou furosemida para ajuste volêmico.

A **Síndrome cerebral perdedora de sal** (Cerebral Salt-Wasting syndrome) causa hiponatremia hipovolêmica, habitualmente de apresentação mais grave, com maior instabilidade hemodinâmica e gravidade. A etiologia é relacionada ao aumento na secreção de fator natriurético cerebral (BNP). O tratamento está focado primariamente no reestabelecimento da volemia do paciente, com reposição de sódio – pode-se utilizar desde soluções isotônicas a soluções hipertônicas.

Apesar de menos comum, a **hipernatremia** é geralmente devido à deficiência de ADH, resultando num quadro de *diabetes insipidus (DI) neurogênico*. A fisiopatologia remete a uma lesão em neurohipófise ou núcleos supraópticos/paraventriculares hipotalâmicos (provável mecanismo de isquemia tecidual) associada a trauma, ruptura aneurismática, etc. Com isso, a capacidade de concentrar a urina é perdida e há hipovolemia clínica. Classicamente, DI neurogênico é tratado através administração de desmopressina (DDAVP dose de 1-4 mcg, com periodicidade de 6/6h).

3. Quais são os riscos e benefícios do uso do manitol comparado a solução salina hipertônica? Existe benefício no uso de magnésio nesse contexto?

O manitol é um dos componentes farmacológicos da terapia osmótica disponível para o manejo de pacientes vítimas de neurotrauma. Sua função basal é se valer de propriedades osmóticas intrínsecas, aumentar a taxa de filtração glomerular e, por conseguinte, aumentar a depuração de água livre, contribuindo assim com redução do inchaço cerebral, redução da pressão intracraniana (PIC) e, consequentemente, otimização da pressão de perfusão cerebral (PPC).

Quando se propõe o estudo compartimentalizado das formas de se utilizar a terapia osmótica, temos dois agentes principais para vias de comparação quanto a efetividade, duração e impacto prognóstico: a solução salina hipertônica e o manitol. Como mencionado acima, esses agentes são úteis para reduzir a pressão intracraniana e o edema cerebral. Embora as evidências de que os agentes osmóticos melhorem os resultados sejam limitadas, o *Brain Trauma Foundation* mais recente afirma que são úteis para a redução da PIC para pacientes em tratamento de neurotrauma. Porém, as diretrizes publicadas em 2016 não recomendam um agente osmótico específico, mas sugerem o uso criterioso de solução salina hipertônica em pacientes com hiponatremia crônica e **evitar manitol em pacientes com hipotensão**. A solução salina necessitaria de controle rígido do volume em mEq fornecido, para não haver risco do desenvolvimento de complicações como mielinólise pontina, e o manitol pelo seu efeito diurético, favorecendo balanço hídrico negativo, potencializaria eventual hipotensão/hipovolemia.

Em um estudo retrospectivo de pacientes comparáveis, a solução salina hipertônica administrada como terapia em bolus foi mais eficaz do que o manitol na redução da carga de PIC, com menor tempo de internação na UTI, mas mortalidade semelhante em 2 semanas. Dois estudos adicionais sugeriram que *bolus* de solução salina hipertônica são mais eficazes na redução da PIC em comparação com manitol. **Uma metanálise também concluiu que a solução salina hipertônica é mais eficaz do que o manitol no tratamento da PIC elevada**, embora o estudo tenha sido limitado pelo pequeno tamanho da amostra entre seus estudos de componentes. Contrariando o que foi discutido, é importante ressaltar ainda que uma revisão recente sobre terapia hiperosmolar para tratamento da hipertensão intracraniana, destacou a atual falta de evidências robustas acerca de qual seria a melhor estratégia para ofertar a terapia osmótica: infusão contínua, em *bolus* programado ou conforme a necessidade em *bolus* de agentes hipertônicos.

A quebra da homeostase do magnésio é descrita nos eventos fisiopatológicos após neurotrauma em humanos. Em pacientes com TCE, observou-se um déficit gradual da concentração sérica de magnésio ionizado, que representa um indicador precoce de dano cerebral irreversível. A dosagem precoce de magnésio (Mg^{+2}) pode ser um preditor clinicamente útil do prognóstico tardio deste cerne de pacientes. O aumento da perda urinária de magnésio, após TCE em humanos, parece ser um dos fatores que contribuem para sua depleção.

Em um ensaio clínico duplo-cego relatado por *Temkin e cols.*, os efeitos de duas doses de sulfato de magnésio foram estudados em **499 pacientes com TCE moderado a grave**. O magnésio foi administrado por via intravenosa dentro de 8 horas após a lesão em uma dose de ataque, seguido por uma infusão contínua por 5 dias. A dose mais alta foi direcionada para atingir níveis séricos de 1,25-2,5 mmol/L. Como se obteve uma alta mortalidade em 6 meses, a dose de magnésio foi reduzida para atingir níveis séricos de 1,0-1,85 mmol/L. Nenhum efeito benéfico foi observado com base na mortalidade, convulsões, medidas de estado funcional e testes neuropsicológicos realizados em 6 meses.

Em outro estudo clínico prospectivo, relatado por *Dhandapani et al.*, sulfato de magnésio foi administrado num período de 12h após a lesão a **30 pacientes com TCE grave** em doses iniciais de 4 g, administradas por via intravenosa, durante 5-10 minutos e 10 g, administrado por via intramuscular, seguido de uma dose de manutenção de 5 g administrada por via intramuscular a cada 4 horas por 24 horas. Os critérios de inclusão dispunham de pacientes com TCE com Escala de Coma de Glasgow (GCS) de admissão de 5-8 e idade de 18-60 anos. Os critérios de exclusão incluíram pacientes com hipotensão com PAS abaixo de 90 mmHg por mais de 10 minutos, insuficiência renal e lesão multissistêmica significativa. Ao final de 3 meses, a mortalidade foi de 13% para os pacientes tratados com magnésio e 47% para os pacientes tratados com placebo. Entre os pacientes sobreviventes, boa recuperação em 3 meses foi observada em 54% dos pacientes tratados com magnésio e em 38%

dos pacientes com placebo. **Não foi relatado se o estudo era encoberto**.

Os estudos clínicos com tratamento utilizando-se da reposição de magnésio após o TCE não mostraram efeitos benéficos consistentes e não se vislumbra, ao menos até o presente momento, indicação formal para o uso de rotina. Especula-se que com a produção de novos estudos com critérios de inclusão e exclusão mais rígidos, possamos entender se há alguma classe de pacientes que possa se beneficiar do uso clínico do magnésio.

4. O que é a Escala de Coma de Glasgow (GCS)? Qual o valor da GCS nesse paciente? Além da GCS, explique outras maneiras de avaliar a função neurológica desse paciente.

A GCS é uma escala clínica usada para medir de forma confiável o nível de consciência de uma pessoa após trauma cranioencefálico. A GCS avalia uma pessoa com base em sua capacidade de realizar movimentos oculares, falar e mover o corpo. Esses três comportamentos constituem os três elementos da escala: ocular, verbal e motor. A pontuação da GCS de uma pessoa pode variar de 3 (completamente sem resposta) a 15 (melhor avaliação possível), conforme tabela expõe a seguir.

Uma estratégia para avaliar a melhor resposta verbal em situações em que o paciente esteja intubado é atribuir valor 1 a esta categoria acompanhada do sufixo T (referente à entubação), com a ressalva clínica posterior da entubação. Assim,

de acordo com os dados fornecidos este paciente apresentava GCS de 5 pontos ao ser encontrado pelo Serviço de Emergência (AO 1, MRV 2 e MRM 2). Ao chegar ao pronto-socorro do hospital, intubado, apresentava GCS de 4T.

Como ferramentas coadjuvantes na análise do estado neurológico do paciente e na busca por elucidar se há aumento patológico da PIC, podemos citar a avaliação ultrassonográfica da bainha do nervo óptico. Para entender o porquê desta aplicabilidade, alguns conceitos anatômicos precisam ser revisados.

O globo ocular repousa em um saco membranoso denominado *cápsula Tenon* (recobre aproximadamente 75% da porção posterior do globo ocular), rodeado pela gordura periocular, tecido mole e paredes orbitais. Ele se conecta através da junção córneo-escleral e do nervo óptico com os tendões dos músculos extraoculares perfurando o saco Tenon, inserindo-se na esclera e permitindo a mobilidade do globo ocular em vários eixos sem ocorrência de atrito e com propriedade inibitórias a crescimento local de patógenos. Duas estruturas cheias de fluido que requerem identificação no estudo sonográfico incluem a câmara anterior (CA) e a câmara posterior (CP), que são separadas pelo cristalino, ambas preenchidas por fluido anecóico. Em sequência de planos posteriores, temos a CP seguida pela retina/disco óptico (que possui membrana nervosa hiperecoica) e após, finalmente, a identificação do nervo óptico – com destaque ao seu *núcleo anecóico*, flanqueado por uma bainha hiperecoica nas bordas medial e lateral no plano transverso. O nervo

	Não-testável (NT)	1	2	3	4	5	6
Abertura ocular	Lesão ocular	Sem resposta	Resposta à dor	Resposta a voz	Espontâneo	N/A	N/A
Melhor resposta verbal	Sob IOT	Sem resposta	Sons incompreensíveis	Verbaliza palavras	Confuso	Conversa normal	N/A
Melhor resposta motora	Uso de BNM	Sem resposta	Descerebração	Decorticação	Movimentação de retirada	Localiza a dor	Obedece comandos

óptico pode ser pensado como uma bolsa externa de tecido cerebral intacto com o componente intraorbital sendo totalmente encapsulado pela dura-máter, membrana aracnoide e pia-máter, permitindo que a bainha do nervo óptico seja banhada por fluido espinhal cerebral e, por isso, reflita diretamente variações cíclicas da pressão intracraniana. A **porção bulbosa do nervo óptico, aproximadamente 3 mm posterior ao globo**, parece ser a mais complacente e sensível a alterações na PIC com base em modelos in vivo de PIC elevada e criações artificiais de PIC elevada em modelos cadavéricos. Por este motivo, é escolhida como ponto de mensuração do diâmetro da bainha do nervo óptico. (Veja a figura a seguir)

Previamente à avaliação em pacientes entubados, como é o caso da questão, é imperativa a avaliação macroscópica do olho para sinais e sintomas de ruptura do globo ou hifema, alterações que contraindicariam a realização do exame. Antes do início, é importante conferir a orientação ocular, buscando sempre a certificação de olhar neutro (*olhos para frente*), para evitar que o feixe sonoro transversal gere imagens obliquas da bainha e "falseiem" o resultado. Embora possam existir preocupações teóricas com as mudanças na PIC e no diâmetro da bainha do nervo óptico em relação à posição do paciente e configurações do ventilador, essas mudanças não parecem se manifestar em modelos in vivo. Vários estudos pequenos mostraram que não há mudança significativa no diâmetro da bainha do nervo óptico com mudanças na posição do paciente, a elevação da pressão expiratória final positiva (PEEP) ou mesmo a criação artificial de pneumoperitônio em cirurgias laparoscópicas.

Após a aplicação de um curativo estéril sobre um olho fechado e gel de ultrassom copioso, o transdutor de ultrassom linear de alta frequência deve ser colocado sobre o olho com pouco ou nenhum contato com o curativo estéril no plano transversal. A mão do examinador deve ser colocada em uma superfície não compressível (o nariz do paciente, face média ou **fronte – local**

Descrição de estruturas observadas durante realização do USG para avaliar bainha do nervo óptico. O diâmetro final aferido está representado pela elipse verde e dista 3mm da porção final do disco óptico.

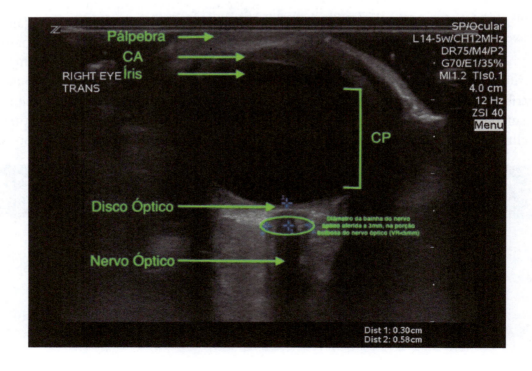

mais utilizado no nosso serviço) para evitar pressão direta do globo, desconforto e distorção da anatomia. Pequenos movimentos nasal e temporalmente seguidos por caudal e cefálico devem ser executados tentando capturar a bainha do nervo óptico no mesmo plano da CA, CP e lente, para evitar obliquidade da imagem. Uma vez que a faixa anecóica posterior ao disco óptico é visualizada, a imagem deve ser capturada (congelamento da imagem) e as medições podem ser feitas a partir da imagem salva. O nervo óptico é relativamente cilíndrico e simétrico, teoricamente tornando a visualização no plano transversal (axial) aceitável para medição. No entanto, se formos seguir à risca a recomendação da avaliação, outra imagem deve ser capturada no plano sagital para conferência de incongruências anatômicas. Após medir 3 mm posterior ao globo (porção bulbosa do nervo óptico), use calibradores eletrônicos para medir a distância de diminuição da ecogenicidade entre as demarcações hiperecoicas da bainha. Uma grande discrepância entre as imagens capturadas em planos separados deve alertar o ultrassonografista sobre possíveis erros, artefatos ou imagens fora do eixo. Uma vez que as imagens ótimas são capturadas em dois planos, a média deve ser determinada para estimar o verdadeiro diâmetro da bainha do nervo óptico. Como dito anteriormente, ambos os olhos devem ser examinados e medidas bilaterais devem ser consideradas.

Uma vez determinado o diâmetro da bainha do nervo óptico, ele requer avaliação no contexto clínico geral. Estudos anteriores usaram mais comumente um ponto de corte de **5,0 mm com excelente sensibilidade, bem como valores preditivos positivos e negativos.** Uma metanálise de 12 estudos que comparou os valores da bainha do nervo óptico às evidências de TC de PIC elevada produziu uma especificidade de 92,3% e uma sensibilidade de 95.6% utilizando um ponto de corte de 5 mm em pacientes adultos.

No que tange o exame clínico e avaliação neurológica, é válida sempre a avaliação de reflexos

básicos pupilares (perviedade e função de vias sinalizatórias de segundo e terceiro par cranianos), identificação de reflexo hemodinâmicos críticos como a tríade de Cushing (hipertensão, bradicardia e ritmo respiratório irregular, o qual estará falseado em pacientes sob ventilação mecânica).

Em situações em que haja o neurotrauma com lesões raquimedulares, outra escala de grande importância a ser utilizada é escala *ASIA - American Spinal Cord Injury Association*. Para sua aplicação, é realizado um exame motor e sensitivo para determinar o nível sensitivo e o nível motor para cada lado do corpo (direito e esquerdo), o dermátomo que implique o nível neurológico de lesão e se a lesão é completa ou incompleta.

Na avaliação sensitiva, os pontos-chave sensoriais estão diretamente localizados em relação aos pontos de referência anatômicos ósseos clássicos nos dermátomos C2 a S5. São testados bilateralmente usando duas escalas: toque leve e agulhamento cutâneo. Para isto, podemos usar equipamentos comuns em ambientes clínicos, como um aplicador de ponta de algodão para toque leve e uma agulha hipodérmica ou alfinete de segurança para o agulhamento cutâneo. A referência para comparação dada ao paciente durante a avaliação sensitiva é a sensação na bochecha do paciente com os aparelhos selecionados. O Nível Sensitivo (NS) é definido como o dermátomo mais caudal e com exame intacto para a sensação de toque leve e picada de alfinete. O NS é determinado pela realização de um exame dos pontos sensoriais principais dentro de cada um dos 28 dermátomos de cada lado do corpo, e pode ser diferente para o lado direito e esquerdo.

Para a avaliação motora, as funções motoras principais dos 10 miótomos C5-T1 e L2-S1 são testadas bilateralmente. O posicionamento e a estabilização inadequados dos grupamentos musculares podem levar à substituição por outros músculos acessórios e gerarem resultados pouco confiáveis. Cada função muscular chave deve ser examinada em uma sequência cefalocaudal. O nível motor diagnosticado através da aplicação desta escala é definido pela função muscular mais caudal, capaz de gerar força motriz suficiente para vencer ação gravitacional com o paciente em posição supina. O nível motor é determinado examinando a função muscular dentro de cada um dos 10 miótomos em cada lado do corpo, e pode ser diferente para o lado direito e esquerdo. Em regiões onde não há miótomo que seja clinicamente testável, ou seja, C1 a C4, T2 a L1 e S2 a S5, o nível motor é considerado o mesmo que o NS, se a função motora testável acima desse nível também for normal.

5. Quais são os efeitos dos anestésicos (inalatórios, venosos, opioides) na taxa de metabolismo cerebral de oxigênio, fluxo sanguíneo cerebral e pressão intracraniana? Como deveria ser a manutenção da anestesia nesse caso?

O emprego de anestésicos venosos ou inalatórios compõem importante terapia utilizada no manejo do neurotrauma grave. A sua utilização passa pelo conhecimento das repercussões hemodinâmicas, neurológicas e metabólicas, no intuito de atingir objetivos como a profilaxia ou controle de hipertensão intracraniana (HIC), ajustar para níveis ideais a pressão de perfusão cerebral (PPC), controlar a taxa metabólica basal cerebral de oxigênio (CMRO$_2$), além de minimizar ocorrência de complicações como herniações ou convulsões.

A primeira classe farmacológica analisada serão os barbitúricos. Eles têm uma longa história de uso para controle pressão intracraniana (PIC), já que produzem uma diminuição dose-dependente fluxo sanguíneo cerebral (FSC) e CMRO$_2$. Essa redução, desde que não induza grandes impactos macro-hemodinâmicos (hipotensão significativa) favorece a melhoria nos valores de PPC, uma vez que a despeito de redução da pressão arterial média (PAM) e PIC, o impacto é mais pronunciado na PIC. Os barbitúricos possuem a capacidade de induzir a conformação isoelétrica do eletroencefalograma (EEG). Por causa de seu efeito neuroprotetor, o tiopental é considerado um fármaco favorável para pacientes submetidos a procedimentos neurocirúrgicos, porém como sua meia-vida contexto sensitiva é muito alta, sua utilização regular diminuiu em detrimento do aparecimento de drogas com perfil farmacocinético melhor. O coma barbitúrico é uma aplicação de exceção, reservado para hipertensões intracranianas refratárias às terapêuticas clínicas e cirúrgicas, desde que haja estabilidade hemodinâmica para que não se corra o risco de paradoxalmente, reduzir a PPC em função da maior deteriorização da PAM em comparação à redução na PIC.

O propofol tem comportamento farmacodinâmico semelhante aos barbitúricos no que tange alterações sobre o FSC, CMRO$_2$ e PIC, induzindo redução em todos os valores. Os mecanismos que contribuem para tornar o propofol um agente neuroprotetor incluem: atividade antioxidante (anti-inflamatório), aumento das ações do receptor ácido gama-amino-butiríco (GABA), redução da taxa metabólica cerebral e prevenção do inchaço mitocondrial. Sua meia-vida contexto sensitiva tem perfil bastante favorável, permitindo, por exemplo, a realização de avaliações neurológicas com despertar diário em centros neurointensivos. É importante destacar que, em pacientes que recebem propofol por tempo prolongado, há risco aumentado de desenvolver a "síndrome da infusão de propofol", que é uma condição médica rara. Geralmente se desenvolve quando a infusão é continuada por mais de 48h em doses acima de 80 mcg/kg/min. Este distúrbio metabólico é potencialmente letal e tem sido mais comumente encontrado em crianças e pacientes clinicamente graves com infusões associadas de catecolaminas ou corticosteroides. O quadro clínico se caracteriza por instabilidade hemodinâmica, associado a alterações laboratoriais compostas por rabdomiólise, hipercalemia, hipertrigliceridemia, acidose metabólica, insuficiência cardíaca e insuficiência renal.

O etomidato reduz a CMRO$_2$ também com possibilidade de induzir padrão isoelétrico no EEG. Apesar de induzir diminuição do FSC, há uma redução em proporções paralelas entre FSC e CMRO$_2$, de modo que a PIC não sofre grandes alterações e, por conseguinte, a PPC também se mantém próxima aos valores iniciais. A despeito de sua propriedade redutora no limiar epileptogênico neuronal, não há contraindicação a sua utilização em pacientes com neurotrauma, porém não se justifica com o arsenal farmacológico disponível atualmente, elencá-lo como primeira escolha para manutenção anestésica pelos poucos benefícios que é capaz de entregar.

A cetamina, medicação da família das fenciclidinas, é vista como grande vilã no manejo agudo de pacientes portadores de hipertensão intracraniana. Em humanos e animais, a cetamina aumenta o FSC, PIC e CMRO$_2$, quando **utilizada isoladamente** e em doses acima de 1,5 mg/kg. O aumento máximo no FSC regional está nas áreas frontal e parieto-occipital. O aumento da PIC é marcante com a cetamina, num reflexo da propensão ao maior volume final sanguíneo cerebral induzido pelas alterações hemodinâmicas promovidas. Esses efeitos podem ser reduzidos ou mesmo abolidos através da associação de outros anestésicos como propofol, benzodiazepínicos ou mesmo a indução de hipocapnia transitória com mudanças na configuração da ventilação mecânica. Há descrito efeito neuroprotetor, encontrado em algumas patologias intracranianas, como no próprio traumatismo craniano e isquemia. No entanto é importante ressaltar que esses achados são apontados em estudos com um curto período de observação.

Os halogenados e o óxido nitroso (N$_2$O) são potentes vasodilatadores cerebrais gerando aumento no FSC de maneira dose-dependente. Em pacientes hígidos, esse acréscimo do volume sanguíneo cerebral final não impacta de forma significativa na PIC, **apesar da promoção de aumento absoluto de seus valores**, de modo que são fármacos que não irão gerar um quadro de HIC sem que haja necessariamente alguma alteração neurológica prévia.

O N$_2$O por sua propriedade simpatomimética, gera além da vasodilatação cerebral (reduzindo a resistência vascular cerebral) e aumento do fluxo sanguíneo cerebral, queda na PPC, aumento da CRMO$_2$ e aumento absoluto na pressão intracraniana. Dos halogenados mais utilizados, isoflurano, sevoflurano e desflurano possuem comportamentos parecidos. Como já mencionado, todos esses agentes aumentam o FSC em escala dose-dependente. De forma semelhante ao isoflurano, composto que acumula grande volume de publicações, desflurano e sevoflurano influenciam o FSC com alterações marcantes observadas em concentrações superiores a **1,0-1,5 concentração alveolar mínima (CAM)**, momento em que há prejuízo aos mecanismos de autorregulação cerebral.

Dentro os impactos na fisiologia neurológica, o assunto mais sensível é o efeito dos anestésicos inalatórios sobre a PIC. Em linhas gerais, a PIC aumentará ou diminuirá em proporção às mudanças no FSC, e de acordo com o discutido anteriormente já conseguimos esboçar uma janela de expectativas. O isoflurano aumenta a PIC minimamente em modelos animais (com e sem patologia cerebral), incluindo aqueles com PIC já previamente elevada. Em estudos humanos, geralmente há aumentos leves na PIC com a administração de isoflurano que podem ser reduzidos ou mesmo completamente neutralizados com hiperventilação transitória ou associação de barbitúricos.

De maneira geral, os halogenados em concentrações maiores do que **1 CAM** produzem aumentos leves na PIC, associados a acréscimos proporcionais no FSC. Uma vantagem potencial do sevoflurano em relação aos demais (isoflurano/desflurano) é que sua menor pungência e irritação das vias aéreas pode diminuir o risco de tosse, laringoespasmo, e assim evitar o aumento associado na PIC nestas situações.

Os opioides e alfa-2 agonistas (dexmedetomidina, clonidina) são grupos farmacológicos "inertes" no que tange ao controle de FSC, $CMRO_2$, PIC e PPC. Sua utilização não tem nenhum efeito direto *per si*. Ressaltando-se sempre que o seu emprego pode gerar efeitos **indiretos** com prejuízo à homeostase cerebral através, por exemplo, da potencialização de efeitos cardiodepressores e hipotensão sustentada, devendo-se atentar para isto quando houver a necessidade de manejar pacientes críticos vítima de neurotrauma.

No cenário proposto na questão, está indicada a utilização de fármacos capazes de fornecer melhor ajuste entre $CMRO_2$, FSC e, em consequência, a PPC. O uso de propofol contínuo em doses que não ultrapassem o limiar de "segurança" e pelo menor tempo possível, configura uma alternativa viável. O controle hemodinâmico com regulação pressórica também é de fundamental importância na estratégia de controle intensivo.

6. Qual o papel da monitorização da pressão intracraniana (PIC) no manejo do TCE? Existe correlação entre uso de succinilcolina e alterações na PIC?

Um dos pilares do cuidado dos pacientes com as lesões cerebrais mais graves tem sido a monitorização e intervenções sobre a PIC. Décadas atrás, foi reconhecido que o inchaço cerebral após lesão traumática no cérebro pode levar a síndromes de herniação cerebral, com o cérebro sendo forçado sob pressão para espaços anatômicos anormais, o que leva primeiro à morte dessas áreas do cérebro e, posteriormente, do paciente. Com o advento das novas terapêuticas intensivas, os avanços tecnológicos para medir a PIC pela colocação de dispositivos intraventriculares ou na superfície do cérebro tornaram-se disponíveis, o que permitiu aos médicos titulares terapias com base em informações objetivas da monitorização da PIC. A despeito de não haver vasta literatura sobre os impactos que o uso desse recurso induz, o *Brain Trauma Foundation* 3ª e 4ª edições versam sobre recomendações nível IIB e III, embasados em 4 estudos observacionais cuja conclusão favorece a utilização rotineira, conforme segue:

- É recomendado o manejo de pacientes com TCE grave usando informações do monitoramento de PIC para **reduzir a mortalidade intra-hospitalar e de 2 semanas após a lesão**.

- A PIC deve ser monitorizada em todos os pacientes passíveis de melhora clínica com TCE grave e tomografia computadorizada (TC) anormal com o **objetivo de manter valores inferiores a 20 mmHg**. Destaca-se que TC anormal da cabeça é aquela que revela hematomas, contusões, inchaço, hérnia ou cisternas basais comprimidas.

- A monitorização da PIC é indicada em pacientes com TCE grave com uma tomografia computadorizada normal, se duas ou mais das seguintes características forem observadas na admissão: **idade acima de 40 anos, postura motora de decorticação/descerebração unilateral ou bilateral** ou **pressão arterial sistólica (PAS) < 90 mm Hg**.

Exposto este sumário inicial, é importante mencionar o estudo clínico randomizado multicêntrico realizado pelo *BEST:TRIP trial (Chestnut et. al)*, conduzido na Bolívia e Equador em 2012, que comparou o manejo guiado pela monitorização da PIC (grupo intervenção) ao manejo guiado por imagem e avaliação clínica (grupo tratamento conversador). Diferentemente dos estudos observacionais que embasaram a recomendação no *Brain Trauma Foundation*, **não foi encontrada nenhuma diferença na mortalidade em 6 meses**. A realização do estudo em países subdesenvolvidos foi a forma encontrada pelos pesquisadores de se adequarem a uma realidade na qual o uso dos monitores de PIC não estava massificada, permitindo a criação de um grupo que receberia um tratamento conservador sem violar questões éticas.

Este estudo também encontrou redução do tempo de tratamento no grupo de monitor de PIC e redução da incidência de úlceras de pressão no grupo de tratamento conservador. Além disso, sugeriu que a análise crítica para decisão sobre uso ou não do monitor de PIC pode ser influenciada pelos achados clínicos e exames de TC, e que essas duas formas de avaliação podem contribuir com informações adicionais sobre o tratamento do edema cerebral após TCE, mesmo em pacientes com monitores de PIC instalados. Assim, este estudo pode contribuir com um algoritmo baseado em terapias empíricas – meramente baseadas nos dados de TC e protocolo de exame clínico – para o tratamento de hipertensão intracraniana em ambientes que não disponham de aparato tecnológico vasto, como é o caso de boa parte dos hospitais no Brasil.

Em resumo, a monitorização invasiva da PIC é um aparato no neurointensivismo que reduz o tempo de ação e a instalação de algumas medidas clínicas ou cirúrgicas, ajudando a otimizar o tempo de tratamento. Entretanto, com base na literatura vigente, não é uma ferramenta imprescindível no manejo do neurotrauma grave e pode, principalmente em locais que não dispõem de infraestrutura, ser substituído por exames clínicos seriados com auxílio concomitante de imagens (TC) sem impacto negativo à mortalidade destes pacientes.

A succinilcolina e a repercussão de seu uso sobre a PIC é estudada desde a década de 70 com resultados que desencorajam sua utilização em pacientes vítimas de neurotrauma grave. *Cottrell et al,* num estudo com gatos, comprovou que injeções em bolus de succinilcolina (1,5 mg/kg) **aumentaram significativamente a PIC** (próximo a 100% do valor inicial) em condições normais e na presença de PIC artificialmente aumentada, ampliando as chances para ocorrência de redução da PPC, isquemia cerebral transitória ou mesmo herniações cerebrais, conforme comprovações em publicações subsequentes. *Patanwala et al.* em seu estudo comparou succinilcolina e rocurônio quanto à mortalidade em pacientes com TCE intubados no pronto-socorro (PS) e concluiu que em pacientes com lesão cerebral grave submetidos a intubação em sequência rápida, a **succinilcolina foi associada ao aumento da mortalidade** em comparação com o rocurônio.

7. Qual o papel da craniotomia descompressiva como modalidade no controle da PIC?

O edema cerebral pode resultar de uma combinação de vários mecanismos patológicos associados a padrões de injúria primária e secundária no neurotrauma, conforme discutido em quesito anterior. À medida que a pressão dentro do crânio aumenta, embasado pela doutrina de Monro-Kellie que explica o funcionamento e rearranjo de volume intracraniano em situações fisiológicas e patológicas, o deslocamento do tecido cerebral pode levar à herniação cerebral, resultando em aumento exponencial de morbidade e mortalidade.

A remoção cirúrgica de uma parte do crânio, conhecida como craniectomia descompressiva (CD), foi realizada com o objetivo de aliviar a PIC refratariamente elevada. A maior parte do debate em torno do papel da craniectomia descompressiva no tratamento de TCE grave resulta de uma escassez de dados provenientes de ensaios clínicos randomizados (RCTs) que avaliam esta intervenção. Houve **variações nas técnicas cirúrgicas**, no momento e nas populações de pacientes na maioria dos estudos observacionais publicados nas últimas 2 décadas, e a informação no que tange a indicação e os resultados oriundos desta terapêutica intervencionista são alicerçados em dois grandes *trials*.

O primeiro deles, DECRA *trial*, um estudo clínico randomizado que comparou **CD bi--frontotemporoparietal** ao tratamento médico padrão para PIC elevada refratária, recrutou pacientes em 15 hospitais terciários na Austrália, Nova Zelândia e Arábia Saudita entre dezembro de 2002 e abril de 2010. Esse estudo encontrou pontuações GOS-E (*Glasgow Outcome Scale*

Extended – uma escala de 8 pontos, variando de morte a "recuperação superior boa") piores para pacientes no grupo CD do que aqueles em tratamento padrão 6 meses após a lesão, e menor PIC e menos dias de UTI para pacientes no grupo CD. Apesar da randomização, a proporção de pacientes no grupo CD com reatividade pupilar à admissão foi maior (27% vs. 12%, p = 0,04) do que nos controles. O ajuste de covariáveis de linha de base planejado não alterou os resultados, mas o ajuste *post-hoc* para essa diferença na reatividade da pupila na admissão, resultou em diferenças de resultados que não eram mais significativas. Com base nisso, os autores relataram que "*o tamanho do efeito geral não mudou, embora o efeito prejudicial da craniectomia não fosse mais significativo. Um efeito benéfico da craniectomia foi excluído*". Ou seja, a CD possibilitou o controle da PIC com maior eficácia, porém os resultados práticos disto não se traduziram em melhores níveis neurológicos pós-operatórios.

O segundo *trial* de destaque na investigação do valor da CD no manejo de hipertensão intracraniana chama-se *RESCUEicp*, realizado entre 2004 a 2014, reuniu 408 pacientes, de 10 a 65 anos de idade, com lesão cerebral traumática e pressão intracraniana elevada refratária (> 25 mmHg) para serem submetidos à CD ou receber cuidados médicos contínuos. O desfecho primário analisado foi a classificação na GOS-E em 6 meses. O estudo concluiu que aos 6 meses, a CD em pacientes com lesão cerebral traumática e hipertensão intracraniana refratária resultou em **mortalidade mais baixa** e **taxas mais altas de estado vegetativo, incapacidade grave inferior e incapacidade grave superior** (piores valores de GOS-E, condizente com os achados do DECRA *trial*) do que os cuidados médicos.

Assim, de acordo com o *Brain Trauma Foundation* 4ª edição, as recomendações para realização de CD no que tange controle da PIC não possuem nenhuma referência capaz de justificar recomendação nível I. Não obstante, há duas recomendações nível II A:

1. **A CD bifrontal não é recomendada para melhorar os resultados medidos pela pontuação da Escala de Resultado Estendido de Glasgow (GOS-E) em 6 meses** após a lesão em pacientes com TCE grave com lesão difusa (sem lesões de massa) e com elevação de PIC para valores > 20 mm Hg por mais de 15 minutos em um período de 1 hora que são refratários às terapias de primeira linha. No entanto, este **procedimento demonstrou reduzir a PIC e minimizar os dias na unidade de terapia intensiva (UTI)**.

2. Uma CD frontotemporoparietal grande é recomendada em vez de uma CD frontotemporoparietal pequena para reduzir a mortalidade e melhorar os desfechos neurológicos em pacientes com TCE grave. A utilização da técnica de CD tem a capacidade de reduzir taxa de mortalidade em pacientes vítimas de neurotrauma com PIC elevada refratária ao tratamento clínico, porém com desfechos neurológicos piores – estados vegetativos ou clinicamente dependentes.

8. Qual a monitorização hemodinâmica adequada durante a realização de uma craniotomia para a evacuação de um hematoma subdural?

Como nos eventos preparatórios para qualquer ato anestésico, é importante sempre nos munirmos com o máximo de informações referentes ao caso clínico, desde mecanismos de trauma/etiológicos para a enfermidade central como também história pregressa patológica do paciente em questão – comorbidades prévias (IAM, HAS, ICC, lesão renal crônica, coagulopatias e outras discrasias sanguíneas, etc.), cirurgias prévias e acesso aos exames laboratoriais mais recentes.

Os hematomas subdurais, por exemplo, podem ser cronologicamente divididos em dois grandes grupos: agudos e crônicos.

Os hematomas subdurais agudos classicamente tem relação com mecanismos traumáticos importantes, em populações jovens e com rápida evolução. O mecanismo deve-se a lesão traumática vascular venosa, muitas vezes acompanhada por fratura óssea normalmente secundária a alta energia cinética. Nesse cenário, espera-se alterações hemodinâmicas importantes pelo sangramento gerado, bem como inchaço cerebral considerável. Diante desta diagramação, a monitorização mínima para o manejo anestésico passa pelos monitores básicos: cardioscopia, pletismografia, termômetro, capnografia, associado à linha arterial invasiva, a fim de fornecer variações pressóricas continuas e precisas "batida-a-batida", além de acesso venoso periférico calibroso, voltado majoritariamente para necessidades transfusionais e um acesso venoso profundo, habitualmente puncionado na veia femoral* para a infusão de drogas vasoativas, coleta seriada de exames, uso de soluções osmóticas ou hipertônicas com menor risco de flebite ou vazamentos.

(*o acesso venoso profundo em veia femoral é o preferencial já que, muitas vezes, os pacientes adentram o nosocômio na vigência de hipertensão intracraniana, contraindicando o posicionamento em Trendelemburg para a punção em sítios supra cardíacos (veia jugular ou veia subclávia/axilar).

Um monitor acessório que poderia ser utilizado com a linha arterial invasiva é o monitor de débito cardíaco *Flo-trac*. Sua utilização traz como vantagens o fornecimento de medidas de resistência periférica e débito cardíaco contínuos ajudando a diferenciar componentes de choque hemodinâmico que o paciente possa estar inserido. Para exemplificar, no neurotrauma, alguns pacientes apresentam choques hemodinâmicos mistos – hipovolêmico e neurogênico. A situação clássica da taquicardia e hipotensão associada ao baixo volume intravascular efetivo (choque hipovolêmico) se soma à vasodilatação (baixa resistência vascular periférica) fruto da disautonomia presente no choque neurogênico, com resultados catastróficos. Durante a anestesia sem o uso dessa ferramenta, ficamos à deriva para entender as minúcias deste

quadro clínico e tendemos a tratar **apenas o componente hipovolêmico**, gerando habitualmente volumes cristaloides/coloides infundidos altos, infusão de drogas vasoativas sem a devida titulação e inchaço cerebral rebote potencializado.

O uso de ecocardiografia transtorácica ou transesofágica perioperatória é uma ferramenta valiosa no que tange a reposição volêmica para o caso de instabilidade hemodinâmica de difícil manejo, haja vista o impacto deletério da oferta exacerbada de cristaloides em manobras de ressuscitação ou mesmo provas volêmicas mal conduzidas.

A utilização de índice bispectral poderia ocorrer, a despeito da dificuldade de locar hemisfério contralateral sem que haja prejuízo para a equipe neurocirúrgica, e de eventual imprecisão caso haja sangramento subgaleal/epidural/subdural que aumente a distância entre a superfície encefálica da região cutânea. Outro fator desanimador é a interpretação dada ao valor aferido, uma vez que estará à mercê de fatores anatômicos, como sangramentos intraparenquimatosos, quadros convulsivos intraoperatórios que dificultariam atestar veracidade para o que está sendo apresentado durante o momento cirúrgico crítico. No nosso serviço, não utilizamos de maneira rotineira.

O hematoma subdural crônico, de maneira geral, possui uma história clínica distinta. Normalmente, o relato é de um evento traumático em **pacientes idosos** há **algumas semanas** que passou a manifestar sinais clínicos neurológicos (p.e. hemiparesia, disforia, dislalia, afasia, desorientação) à avaliação médica. O mecanismo deve-se à lesão das veias ponte, entre a superfície encefálica e a porção interna da dura-máter, que já se encontravam tensionadas em detrimento do comum achado de atrofia cortical neste perfil de paciente. Costuma ser um quadro de evolução favorável após a trepanação ou craniotomia – a depender da extensão da lesão e acúmulo de sangue. Se não houver outras comorbidades prévias que indiquem *per si* a utilização de monitores específicos, para este ato anestésico recomenda-se apenas a monitorização básica através da cardioscopia, pletismografia, pressão arterial não-invasiva, termômetro e capnografia.

9. Existe benefício na utilização de hiperventilação no TCE?

Pacientes com TCE grave habitualmente requerem proteção definitiva das vias aéreas porque estão sob risco de aspiração pulmonar ou comprometimento da função e/ou do *drive* respiratório. A hiperventilação transitória, situação na qual se aumenta o volume-minuto (seja através do aumento da frequência respiratória ou volume corrente) para se adquirir $PaCO_2$-alvo entre 30-35 mmHg, é ainda utilizada em situações de emergência como na vigência de HIC e complicações decorrentes como herniações cerebrais. No que tange o conceito base para a ventilação mecânica de um paciente vítima de neurotrauma, a ventilação normal sob parâmetros protetores é atualmente a meta, com $PaCO_2$ entre 35-45 mmHg. É válido destacar que a $PaCO_2$ é a medida dos níveis arteriais de dióxido de carbono e está intrinsecamente relacionada a taxa metabólica. Em condições normais, a $PaCO_2$ é o determinante mais poderoso do fluxo sanguíneo cerebral (FSC) e, entre uma faixa de 20 mmHg e 80 mmHg, o FSC é linearmente responsivo a $PaCO_2$. O fluxo sanguíneo cerebral é importante para atender às demandas metabólicas do cérebro. Logo, $PaCO_2$ baixa, resulta em FSC baixo e pode resultar em isquemia cerebral. Por este motivo, em situações onde haja a indicação do uso da estratégia temporária de hiperventilação transitória, a redução na $PaCO_2$ não pode ser indiscriminada e deve necessariamente respeitar limites inferiores já mencionados anteriormente.

Cronologicamente, os primeiros estudos sugeriram que a hiperemia cerebral (resultante de um aumento do FSC secundário à hipercapnia) era mais comum do que a isquemia cerebral, e a hiperventilação foi recomendada no cuidado de pacientes com TCE. No entanto, com a evolução do neurointensivismo e publicação de estudos mais recentes, percebemos a alta prevalência de isquemia cerebral nesta população de pacientes, o que induziu à mudança na terapêutica com preconização de normoventilação para prevenir isquemia cerebral adicional e infarto cerebral.

De acordo com a quarta edição do *Brain Trauma Foundation*, a hiperventilação possui apenas uma recomendação nível IIB descrita a seguir, contraindicando a sua utilização **regular**:

- A hiperventilação profilática prolongada com pressão parcial de dióxido de carbono no sangue arterial ($PaCO_2$) de 25 mmHg ou menos **não é recomendada**.

O mesmo documento ainda tece considerações sobre as recomendações de **Nível III** presentes na 3ª edição dessas diretrizes. Como são informações derivadas de séries de caso, sem a anuência de estudos comparativos, sua descrição foi mantida, não obstante é imperativo o entendimento de que a hiperventilação transitória se trata de uma **manobra de ponte entre terapêuticas**:

- A hiperventilação é recomendada como uma **medida temporária** para a redução da pressão intracraniana elevada (PIC);

- A hiperventilação deve ser evitada durante as primeiras 24 horas após a lesão, quando o fluxo sanguíneo cerebral (FSC) costuma ser reduzido de forma crítica;

- Se a hiperventilação for usada, as medições da saturação venosa de bulbo jugular de oxigênio (SjO_2) ou da pressão parcial de O_2 do tecido cerebral ($SbtpO_2$) são recomendadas para monitorizar o fornecimento de oxigênio.

10. Como deve ser a reposição volêmica desse paciente? Qual o papel da solução salina hipertônica? E do uso de corticosteroides?

A reposição volêmica no contexto do neurotrauma é um assunto vasto e com algumas incongruências ainda não completamente sanadas pela comunidade científica. Entretanto, a designação dos principais objetivos no gerenciamento de fluidos concentra-se na otimização do sistema circulatório a fim de garantir o fornecimento suficiente de oxigênio aos órgãos, evitando hipofluxo, isquemia e danos secundários.

Desenvolvida primariamente por *Shoemaker et al*, a reposição volêmica guiada por metas (*Goal-directed Therapy*) com o objetivo de otimizar o débito cardíaco e o fornecimento de oxigênio demonstrou melhorar o desfecho de pacientes cirúrgicos de alto risco, entre os quais se incluem os pacientes neurocirúrgicos, onde a **PAS alvo seja maior que 100 mmHg para pacientes entre 50-69 anos e maior que 110 mmHg para pacientes entre 15-49 anos e maior que 70 anos**. A maioria das informações aqui apresentadas é derivada do manejo volêmico para o paciente cirúrgico em geral e para aqueles que estavam gravemente enfermos, como pacientes politraumatizados.

É importante ter em mente que durante o período perioperatório, ocorrem muitas modificações fisiopatológicas que alteram a dinâmica normal da homeostase dos fluidos: SRIS (síndrome da resposta inflamatória sistêmica), lesão endotelial, danificação no glicocálix etc. Nesta fase, cristaloides, coloides (sintéticos ou naturais) e hemocomponentes tornam-se necessários para suprir as perdas em curso e para manter a estabilidade cardiovascular a fim de, em última instância, sustentar a PPC. Infelizmente, não há um protocolo que supra as necessidades individuais de cada paciente, então é fundamental *expertise* para indicar corretamente os insumos utilizados.

De acordo com publicações disponíveis, a reposição e expansão volêmica não acarretará efeito deletério sobre o edema cerebral, **desde que a osmolalidade sérica normal seja mantida e as pressões hidrostáticas cerebrais não estejam marcadamente aumentadas**, seja por sobrecarga real (excesso de fluido) ou às custas de pressões cardíacas direitas elevadas.

De acordo com o afirmado acima, no intuito de manter o equilíbrio osmolar controlado, a utilização de **soluções hipotônicas**, como a solução de Ringer lactato (osmolalidade medida 252-255 mOsm/kg), **é formalmente desencorajada**, particularmente quando administrada a pacientes cuja osmolalidade basal foi artificialmente aumentada por fluidos hiperosmolares (manitol, solução salina hipertônica).

Uma estratégia definida para reposição de volume e balanço hídrico que inclui a **manutenção de normovolemia e pressão osmótica intravascular em combinação com um balanço hídrico neutro a ligeiramente negativo** é a pedra angular do manejo com objetivo de controlar a PIC. É importante frisar que diferentemente do choque hemorrágico, as possibilidades de intervenções que mudam o curso evolutivo do neurotrauma grave são mais limitadas.

A ressuscitação volêmica deve ter como objetivo uma zona de segurança, evitando ambos os extremos de hipovolemia evidente e hipervolemia iatrogênica. Por exemplo, nas cirurgias abdominais de grande porte, embora evitar a formação de edema seja um objetivo primordial, os esforços para restringir fluidos, estão associados à oligúria e, ocasionalmente, à lesão renal aguda. Com isso há o risco de prejudicar o fluxo sanguíneo em outros leitos vasculares, como a circulação esplâncnica, aumentando morbidade e mortalidade. O excesso de líquido, por outro lado, é sabidamente uma causa de morbidade e mortalidade peroperatória. Sequelas de sobrecarga volêmica são particularmente bem conhecidas como as manifestações pulmonares, SDRA (síndrome do desconforto respiratório agudo), e neurológicas, edema cerebral no paciente com traumatismo craniano.

O tipo de líquido transfundido ao paciente com TCE é motivo de vários estudos e, à luz das evidências atuais, possui indicações "menos usuais" quando comparadas a outros cenários cirúrgicos, com preferência pelo uso de solução salina fisiológica.

O estudo *Saline versus Albumine Fluid Evaluation (SAFE study)* foi um ensaio internacional que randomizou pacientes criticamente enfermos para a reanimação com albumina a 4% ou solução salina normal por 28 dias. Embora não tenha havido diferença geral na mortalidade de 28 dias entre os 2 grupos, houve uma tendência de **aumento da mortalidade em pacientes com trauma randomizados para ressuscitação com albumina**. Este aumento da mortalidade estava relacionado ao subgrupo de pacientes com TCE em comparação com aqueles politraumatizados sem lesão neurológica. Uma **análise** post hoc **de pacientes com TCE durante o estudo** SAFE **confirmou que a ressuscitação com albumina foi associada com aumento da mortalidade em 24 meses em comparação com solução salina normal**. Atribui-se este achado ao fato da solução de albumina 4% utilizada no estudo ser hipotônica, gerando prejuízo osmolar e maiores níveis de edema cerebral.

Nas diretrizes de Taiwan para tratamento de TCE, com necessidade volêmica aumentada, é recomendado que a solução salina normal seja utilizada em detrimento da solução de Ringer lactato. Com conclusão semelhante, a análise secundária do *PROMMTT trial* revelou que as soluções de lactato de Ringer estavam associadas a uma mortalidade ajustada mais alta em comparação com a solução salina normal (HR 1,78; IC 1,04-3,04; p = 0,035). Não há indicação para uso de plasma fresco congelado como expansor plasmático, bem como a utilização de coloides sintéticos no neurotrauma.

Como abordado em quesito anterior, a solução salina hipertônica é atualmente usada no tratamento de paciente com edema cerebral pós-traumático e PIC elevada. Estima-se que a infusão de 1 mL/kg de $NaCl$ 20% gere aumento na natremia de aproximadamente 7mEq/L. Sua infusão em *bolus* induz vasodilatação transitória podendo piorar quadros hipotensivos vigentes. O objetivo da terapia hipertônica é elevar a natremia dos pacientes para níveis entre 145-150 mEq/L, sempre respeitando o limite superior de 320 mOsm/L da osmolaridade plasmática efetiva.

A solução salina hipertônica normalmente melhora o rendimento cardiovascular, bem como a oxigenação cerebral, ao mesmo tempo que reduzem o edema cerebral pela redução do fator reológico com queda na viscosidade sanguínea. A hipertonicidade parece afetar também algumas funções das células imunes inatas, provavelmente proporcionando um impacto benéfico na modulação da resposta inflamatória ao trauma.

Rockswold et al. examinaram o efeito da solução salina hipertônica na PIC, pressão de perfusão cerebral (PPC) e tensão de oxigênio no tecido cerebral ($PbtO_2$), e descobriram que a solução salina hipertônica é o único agente osmótico que diminuiu a PIC enquanto melhorava a PPC e o $PbtO_2$ em pacientes com lesão cerebral traumática grave. Pacientes com PIC basal mais alta e níveis mais baixos de PPC responderam a solução salina hipertônica de forma mais significativa.

Os corticoides não se provaram capazes de melhorar os resultados ou diminuir a PIC nos pacientes portadores de TCE grave. Ao contrário, os resultados de estudos multicêntricos randomizados sobre o efeito dos corticosteroides, como o *CRASH trial* mostrou que a administração de metilprednisolona em até 8 horas de TCE foi associada a maior risco de mortalidade, bem como de deficiência grave em comparação com placebo. Assim sendo, não há espaço para a indicação de corticoterapia em pacientes com TCE.

11. O paciente vítima de neurotrauma, pode se beneficiar do uso da hipotermia?

Por definição e aplicação clínica, a hipotermia reduz o metabolismo cerebral durante o estresse, reduz a liberação de neurotransmissores excitatórios, atenua a permeabilidade na barreira hematoencefálica (BHE) e foi utilizada para proteção cerebral em pacientes com TCE por décadas.

No entanto, o acúmulo de evidências atuais se contrapõe a esta prática clínica, tornando-a obsoleta e sem espaço para utilização. Com a publicação dos *trials* recentes, *EUROTHERM3235* e o *POLAR* trial, conclui-se que a hipotermia profilática ou terapêutica, associada aos cuidados terapêuticos padrões em pacientes com hipertensão intracraniana secundária a lesões traumáticas graves, não produzem melhores desfechos clínicos neurológicos, bem como não reduzem taxas de mortalidade nesta população.

12. Explique medidas de neurointensivismo no pós-operatório para tratamento e prevenção de hipertermia, monitorização da oxigenação cerebral, controle da PIC e profilaxia para convulsões.

A hipertermia, frequentemente observada em pacientes após TCE com incidência relatadas de até 70% dos casos, pode ser decorrente de quadro inflamatório sistêmico reacional ao trauma (SRIS), infecção secundária (por exemplo, pneumonia associada à ventilação mecânica), hipertermia pós-trauma (HPT) mediada de forma sucinta por lesão direta ao hipotálamo anterior e área pré-óptica ou também por hiperatividade simpática paroxística (também denominada *tempestade simpática*).

Independentemente da causa subjacente, a hipertermia aumenta o gasto metabólico, a liberação de glutamato e a atividade dos neutrófilos a níveis mais elevados do que os que ocorrem no paciente normotérmico com lesão cerebral. A liberação de citocinas inflamatórias como IL-1, IL-6, TNF-alfa e INF-gama potencializam síntese de PGE-E2 mediada por COX-2, levando a picos de temperatura e difícil manejo clínico. Esse sinergismo pode comprometer ainda mais o cérebro lesado, exacerbando assim o dano neuronal.

O manejo clínico tradicional da hipertermia após o TCE inclui antipiréticos, táticas de resfriamento direto (crioterapias) como colchão térmico e compressas de gelo e, para casos selecionados, bloqueio neuromuscular contínuo. Infelizmente, há pouco material publicado na literatura avaliando a eficácia dos antipiréticos tradicionais, como dipirona e anti-inflamatórios

não-esteroidais (AINEs) para hipertermia associada a TCE, porém o seu emprego é justificado pelo baixo risco associado ao uso e pela análise fisiopatológica da manifestação do quadro de febre (pico de citocinas pró-inflamatórias, prostaglandinas, etc.).

Cormio et al. avaliaram a eficácia antipirética de AINE (diclofenaco de sódio) administrado por infusão contínua por 48h em pacientes com TCE ou hemorragia subaracnóidea (HSA), relatando que a normotermia (T < 37,5 °C) foi alcançada em todos os pacientes. É fundamental ressaltar que as leituras de temperatura neste estudo foram axilares e **podem ter subestimado significativamente a temperatura do cérebro**. Também de acordo com este estudo, a PIC foi reduzida significativamente após o tratamento com AINE, sem quaisquer efeitos colaterais importantes relatados. *Stocchetti et al.* relataram uma pequena, mas significativa redução na febre com terapia antiinflamatória isolada em comparação com resfriamento físico ou resfriamento físico e AINE em pacientes com lesão cerebral na UTI.

A eficácia das crioterapias na redução da temperatura de pacientes com TCE que apresentam hipertermia é controversa, muito em função do risco de desencadear um efeito colateral indesejável como os tremores. Eles são resultado de mecanismos de geração de calor e energia pelo corpo a fim de manter o novo *setpoint* de "temperatura alvo" hipotalâmico. Os **tremores** demandam um alto custo metabólico no paciente com TCE, uma vez que é uma atividade aeróbica e consome oxigênio, **aumentando o potencial de catabolismo adicional, hipóxia e lesão cerebral secundária**. Em situações como esta, é factível a indicação de bloqueio neuromuscular contínuo, a fim de controlar o sintoma e minimizar possíveis danos.

Novas ferramentas ainda pouco popularizadas para monitorização neurointensiva são escopo de uma gama de estudos recentes. Dentre essas, o uso de cateteres cirurgicamente implantados por trepanações simples para aferência contínua de saturação de oxigênio no parênquima cerebral (PbtO$_2$) permitem acesso a informações um pouco mais detalhadas sobre a área específica onde se encontram. Apesar do *Brain Trauma Foundation* ter alegado inconsistências quanto ao uso deste monitor e os valores de referência para desencadear ações clínicas, o estudo de fase 2 *BOOST-II* se propôs a mostrar que a colocação de um monitor de PbtO$_2$ era segura e que um protocolo guiado com uso de suas informações era viável. O estudo envolveu mais de 100 pacientes, com intervenções dirigidas por PbtO$_2$ (ação caso valores inferiores a 20 mmHg por mais de 5 minutos) e PIC (ação caso valores superiores a 20 mmHg por mais de 5 minutos) *versus* um algoritmo padrão de tratamento baseado apenas na PIC. O estudo atestou que o grupo intervenção possuiu tendência para menor mortalidade e melhora geral dos resultados neurológicos funcionais em 6 meses na comparação com o grupo de controle. Uma vez demonstrada utilidade, segurança e possibilidade de resultados acima do encontrado pela terapêutica padrão, está em andamento o último braço de análise *BOOST-3 Brain Oxygen Optimization in Severe TBI, Phase 3 (Clinical trials NCT03754114)* planejado para avaliar o impacto sobre o resultado neurológico em pacientes com monitorização neurológica multimodal através do controle direcionado por PbtO$_2$ e PIC no TCE grave.

Convulsões sintomáticas agudas podem ocorrer como resultado de lesão cerebral traumática grave. Essas crises pós-traumáticas são classificadas como **precoces** quando ocorrem **dentro de 7 dias** após a lesão ou **tardias** quando ocorrem **após 7 dias** após a lesão. A epilepsia pós-traumática é definida como crises recorrentes mais de 7 dias após a lesão. Para entender a incidência desta complicação nesta população específica, estudos epidemiológicos demonstraram incidência de crises pós-traumáticas clínicas de até 12%, enquanto convulsões subclínicas foram detectadas por EEG numa taxa tão alta quanto 20% a 25%. **Os fatores de risco para desenvolvimento de crise pós-traumática precoce incluem: pontuação da Escala de Coma de Glasgow (GCS) ≤ 10; convulsões imediatas; amnésia pós-traumática com duração superior a 30 minutos; fratura craniana linear ou deprimida; ferimento penetrante na cabeça; hematoma subdural, epidural ou intracerebral; contusão cortical; idade ≤ 65 anos; ou alcoolismo crônico**. A profilaxia das convulsões refere-se a prática de administração de anticonvulsivantes a pacientes após TCE para prevenir a ocorrência clínica destas manifestações. **Não há indicação para a profilaxia de convulsões tardias**, ou seja, uma vez indicado, o uso farmacológico ocorrerá ao longo dos primeiros sete dias. A justificativa para o uso de rotina nos pacientes que possuam algum dos fatores de risco listados é que se aumenta a chance de melhorar desfechos com limitação de distúrbios na fisiologia aguda, prevenção do desenvolvimento de epilepsia e prevenção de hérnia cerebral e morte.

A medicação clássica utilizada como profilaxia para convulsões precoces (uso por 7 dias) é a fenitoína. Habitualmente, realizado **ataque de 15 mg/kg** e manutenção com **100 mg de 8/8h**. A alternativa farmacológica, ainda não listada nas recomendações do *Brain Trauma Foundation*, é o levetiracetam (conhecido pela marca *Keppra®*). Em um estudo prospectivo de 813 pacientes, não houve diferenças nas taxas iniciais de crises pós-traumáticas, reações adversas a medicamentos ou mortalidade ao comparar o levetiracetam com a profilaxia com fenitoína.

Referências Bibliográficas

1. Dixon KJ - Pathophysiology of Traumatic Brain Injury. Phys Med Rehabil Clin N Am, 2017;28(2):215-225. doi: 10.1016/j.pmr.2016.12.001

2. Werner C, Engelhard A - Pathophysiology of traumatic brain injury. Br J Anesth, 2007;99(1):4-9. doi: 10.1093/bja/aem131.

3. Finfer S, Chittock D, Li Y, et al. Intensive versus conventional glucose control in critically ill patients with traumatic brain injury: long-term follow-up of a subgroup of patients from the NICE-SUGAR study.

Intensive Care Med, 2015;41(6):1037-47. doi: 10.1007/s00134-015-3757-6.

4. Sharma D, Vavilala MS. Perioperative management of adult traumatic brain injury. Anesthesiol Clin, 2012;30(2):333-46. doi: 10.1016/j.anclin.2012.04.003.

5. Carney N, Totten AM, O'Reilly C, et al. Guidelines for the Management of Severe Traumatic Brain Injury. Neurosurgery, 2017;80(1):6-15. doi: 10.1227/NEU.0000000000001432.

6. Spahn DR, Bouillon B, Cerny V, et al. The European guideline on management of major bleeding and coagulopathy following trauma. Crit Care, 2019;23(1):98. doi: 10.1186/s13054-019-2347-3.

7. Sharma D, Vavilala MS. Perioperative Management of Adult Traumatic Brain Injury. Anesthesiol Clin, 2012;30(2):333-346. PMID: 22901613.

8. Sen AP, Gulati A. Use of Magnesium in Traumatic Brain Injury. Neurotherapeutics, 2010;7(1):91-99. doi: 10.1016/j.nurt.2009.10.014.

9. Lyons MWH, Blackshaw WJ. Does magnesium sulfate have a role in the management of severe traumatic brain injury in civilian and military populations? A systematic review and meta-analysis. J R Army Med Corps, 2018;164(6):442-449. doi: 10.1136/jramc-2018-000916.

10. Marehbian J, Muehlschlegel S, Edlow BL, et al. Medical Management of the Severe Traumatic Brain Injury Patient. Neurocrit Care, 2017;27(3):430-446. doi: 10.1007/s12028-017-0408-5.

11. American College of Surgeons Committee on Trauma . Advanced Trauma Life Suport - ATLS. 8. ed., 2009.

12. Mccunn M, Grissom TE, Dutton RP. Anesthesia for Trauma, em: Miller RD, Cohen NH, Eriksson L, Fleisher LA, Wiener-Kronish JP, Young WL - Miller's Anesthesia. 8. ed. Philadelphia: Elsevier, 2015;2423-59.

13. Bundgaard H, Oettingen GV, Larsen KM, et al. Effects of sevoflurane on intracranial pressure, cerebral blood flow and cerebral metabolism. A dose-response study in patients subjected to craniotomy for cerebral tumours, Acta Anaesthesiol Scand, 1998;42:621-627. PMID: 9689265 Clinical Trial.

14. Ohle R, McIsaac SM, Woo MY, et al. Sonography of the Optic Nerve Sheath Diameter for Detection of Raised Intracranial Pressure Compared to Computed Tomography A Systematic Review and Meta-analysis. J Ultrasound Med, 2015;34(7):1285-1294. doi: 10.7863/ultra.34.7.1285.

15. Stocchetti N, Maas AI. Traumatic Intracranial Hypertension. N Engl J Med, 2014;29:2121-30. doi: 10.1056/NEJMra1208708.

16. Hawryluk GWJ, Rubiano AM, Totten AM, et al. Guidelines for the Management of Severe Traumatic Brain Injury: 2020 Update of the Decompressive Craniectomy Recommendations. Neurosurgery, 2020;87(3): 427-34.

17. Chesnut RM, Temkin N, Carney N, et al. A Trial of Intracranial-Pressure Monitoring in Traumatic Brain Injury. N Engl J Med, 2012;367(26): 2471-81.

18. Patanwala AE, Erstad BL, Roe DJ, et al. Succinylcholine Is Associated with Increased Mortality When Used for Rapid Sequence Intubation of Severely Brain Injured Patients in the Emergency Department. Pharmacotherapy, 2016;36(1):57-63.

19. Cottrell JE. Succinylcholine and Intracranial Pressure. Anesthesiology, 2018;129(6):1159-62.

20. Cooper DJ, Rosenfeld JV, Murray L, et al. Decompressive Craniectomy in Diffuse Traumatic Brain Injury. N Engl J Med, 2011;364(16):1493-1502.

21. Hutchinson PJ, Kolias AG, Timofeev ES, et al. Trial of Decompressive Craniectomy for Traumatic Intracranial Hypertension. N Engl J Med, 2016;375:1119-30.

22. Heifets BD, Tanaka P, Burbridge MA, et al. Fluid management concepts for severe neurological illness: an overview. Curr Opin Anaesthesiol, 2018;31(5):526-31.

23. Alvis-Miranda HR, Castellar-Leones SM, Moscote-Salazar LR. Intravenous Fluid Therapy in Traumatic Brain Injury and Descompressive Craniectomy. Bull Emerg Trauma, 2014;2(1):3-14.

24. Van der Jagt M. Fluid management of the neurological patient: a concise review. Crit Care, 2016;20:126.

25. Bragge P, Synnot A, Maas AI, et al. A State-of-the-Science Overview of Randomized Controlled Trials Evaluating Acute Management of Moderate-to-Severe Traumatic Brain Injury. J Neurotrauma, 2016;33(16):1461-78.

26. Andrews PJ, Sinclair HL, Rodriguez A, et al. Hypothermia for Intracranial Hypertension after Traumatic Brain Injury. N Engl J Med, 2015;373(25):2403-12.

27. Cooper DJ, Nichol AD, Bailey M, et al. (POLAR Trial Investigators and the ANZICS Clinical Trials Group) Effect of Early Sustained Prophylactic Hypothermia on Neurologic Outcomes Among Patients With Severe Traumatic Brain Injury. The POLAR Randomized Clinical Trial. JAMA, 2018;320(21):2211-20.

28. Thompson HJ, Tkacs NC, Saatman KE, et al. Hyperthermia following traumatic brain injury: a critical evaluation. Neurobiology of Disease, 2003;12(3):163-73.

29. Cairns CJS, Andrews PJD. Management of hyperthermia in traumatic brain injury. Curr Opin Crit Care, 2002;8:106-10.

30. Okonkwo DO, Shutter LA, Moore C, et al. Brain Tissue Oxygen Monitoring and Management in Severe Traumatic Brain Injury (BOOST-II): a Phase II Randomized Trial. Crit Care Med, 2017;45(11):1907-14.

Anestesia para Ortopedia

7

Adilson Hamaji
Marcelo Waldir Mian Hamaji
Waldir Cunha Jr.

Caso Clínico

Paciente feminina, 58 anos, apresenta queda da própria altura e fratura de úmero proximal a esquerda. Ela apresenta antecedentes de hipertensão arterial sistêmica, dislipidemia e obesidade. Faz uso regular e diário de losartana 50 mg ao dia, rosuvastatina 20 mg ao dia e um anticoagulante que não recorda o nome, mas sabe que "serve para tratar uma arritmia do coração". Relata também história de tabagismo 52 maços/ano.

1. **Explique o preparo pré-operatório desse paciente. Quais exames adicionais podem ser pedidos? Haveria necessidade de imobilizar esse braço?**

O paciente deve permanecer em jejum de 8 horas para sólidos. Os exames adicionais seriam: eletrocardiograma, ecocardiograma, prova de função pulmonar, radiografia de tórax, hemograma, coagulograma completo com contagem de plaquetas.[1]

A imobilização do braço com tipoia (**Figura 7.1**) é recomendada para melhora da dor, evitar lesão nervosa com mobilização do braço, principalmente do nervo axilar e raramente do nervo radial.

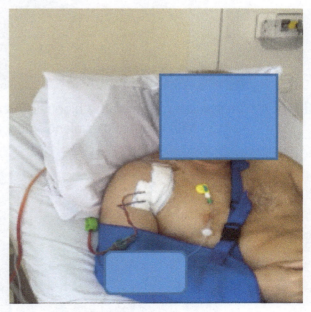

Figura 7.1. Imobilização com tipoia tipo Velpeaux.

2. Qual técnica anestésica poderia ser usada?

O bloqueio interescalênico[2-5] com visualização por ultrassonografia (US) quando o tronco superior se forma, na origem do nervo supraescapular (**Figura 7.2**).

Como alternativa, podemos também realizar um bloqueio supraescapular[2-5] com bloqueio do nervo supraescapular, localizado lateralmente ao plexo com auxílio do neuroestimulador e uso do ultrassom (**Figura 7.3**).

Outra alternativa, seria a realização do bloqueio do nervo axilar associado ao bloqueio do nervo supraescapular, nos casos em que o bloqueio interescalênico esteja contraindicado ou seja, nos casos de pacientes com DPOC (doença pulmonar obstrutiva crônica), pois o bloqueio do nervo frênico está sempre presente em menor ou maior grau.[6]

3. Descreva a anatomia do plexo braquial

O plexo braquial se origina das raízes de C5, C6, C7, C8 e T1.

As raízes de C5 e C6 irão formar o tronco superior, a raiz de C7 formará o tronco médio e C8 e T1, o tronco inferior.

Podem ainda receber contribuição de C4, dito pré-fixado, e de T2, dito pós-fixado. Os troncos sofrem divisões (anteriores e posteriores), estas divisões se unem para formar os fascículos ou cordões que em relação com artéria axilar são denominados lateral, medial e posterior. As divisões anteriores do tronco superior formam o fascículo lateral ou externo, as três divisões posteriores formam o fascículo posterior e a divisão anterior do tronco inferior forma o fascículo medial. Os ramos destes fascículos formarão os nervos terminais. Os ramos do fascículo posterior formarão

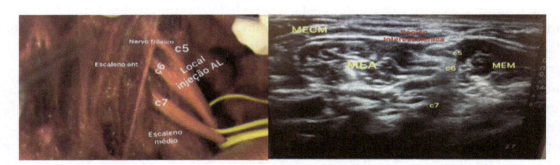

Figura 7.2. Anatomia e sonoanatomia bloqueio interescalênico (MECM = Músculo esternocleidomastoideo, MEA = Músculo escaleno anterior, MEM = Músculo escaleno médio).

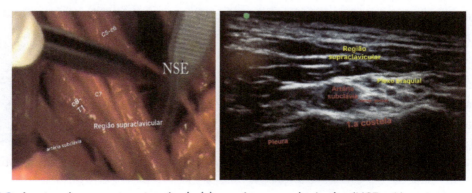

Figura 7.3. Anatomia e sonoanatomia do bloqueio supraclavicular (NSE = Nervo supraescapular.

os nervos radial e axilar (circunflexo). Do fascículo lateral teremos o nervo músculo-cutâneo e o ramo lateral do nervo mediano e o ramo medial vem do fascículo medial, o outro ramo deste é o ulnar. De C5 emerge o nervo dorsal da escápula. De C5, C6 e C7 emerge o nervo torácico longo, do tronco superior emerge o nervo supraescapular e o nervo subclávio, do fascículo lateral emerge o nervo peitoral lateral, do fascículo posterior emergem os nervos supraescapulares (superior e médio (toracodorsal) e inferior), do fascículo medial ainda temos o nervo peitoral medial, braquial cutâneo interno e antebraquial cutâneo interno.[2-5]

4. Qual a melhor técnica de bloqueio regional do plexo braquial para esse paciente?[2-5]

O bloqueio interescalênico com utilização do ultrassom e neuroestimulador associado a anestesia geral ou sedação.[2]

O bloqueio supraclavicular com visualização e estímulo do nervo supraescapular e seu bloqueio associado anestesia geral ou sedação fica como opção.[2]

5. Descreva a técnica, vantagens e desvantagens dos seguintes bloqueios: interescalênico, supraclavicular, infraclavicular e axilar[2-5]

O bloqueio interescalênico é realizado ao nível da cartilagem cricoide (C6) entre os músculos escaleno anterior e médio (fenda interescalênica) posterior a borda do músculo esternocleidomastoideo. Nessa abordagem, conseguimos o bloqueio das raízes de C5, C6 e mais profundamente C7.

É importante salientar que invariavelmente ocorre falha do bloqueio das raízes de C8 e T1 (tronco inferior). A principal complicação é o bloqueio do nervo frênico que ocorre em 100% dos casos com intensidade variável. Outras complicações incluem bloqueio do gânglio estrelado (Síndrome de Horner), bloqueio do nervo laríngeo recorrente, dispersão para o neuroeixo (peridural alta ou raquianestesia total). As principais indicações são procedimentos envolvendo o ombro, úmero proximal e clavícula distal.

O bloqueio supraclavicular ou perivascular subclávio é realizado também no espaço interescalênico, mas no ponto imediatamente acima da clavícula numa situação em que os três troncos (superior, médio e inferior) encontram-se agrupados acima da primeira costela e lateroposterior a artéria subclávia. Essa abordagem promove bloqueio de todo membro superior com exceção do território do nervo supraescapular (principal inervação da articulação do ombro) que na maioria das vezes já se separou do tronco superior nessa topografia. Há necessidade de bloqueio do nervo intercostobraquial (ramo de T2), que não faz parte do plexo braquial, na colocação de garrote axilar.

O bloqueio infraclavicular é realizado profundamente aos músculos peitorais, abaixo da clavícula onde os fascículos do plexo braquial (lateral, medial e posterior) encontram-se dispostos ao redor da primeira porção da artéria axilar.

Essa abordagem promove bloqueio intenso de todo o membro superior com exceção do ombro. Por se tratar de um bloqueio profundo e perivascular, deve ser realizado preferencialmente guiado por neuroestimulação e ultrassonografia com visualização da ponta da agulha e observação da dispersão do anestésico local. Tem como principal complicação o risco de pneumotórax e injeção intravascular. O bloqueio infraclavicular tem a vantagem de poupar o frênico e sua dispersão pelo fascículo medial atinge fibras de T2, que fazem a inervação na região axilar, devendo ser realizado com ultrassonografia. A desvantagem é ser um bloqueio de visualização difícil e com operadores menos experientes, pode ocorrer, hematoma e pneumotórax.

O bloqueio axilar é realizado com o paciente com o braço em abdução sendo a agulha inserida na fossa axilar em direção ao pulso da artéria.

Nessa região, os fascículos do plexo braquial dão origem aos nervos terminais que se distribuem ao redor da artéria axilar, constituindo um feixe vasculonervoso. A exceção é o nervo músculo-cutâneo (ramo terminal do fascículo lateral) que se encontra inserido na musculatura do bíceps e coracobraquial, mais afastado. Os demais guardam relação com a artéria: nervo mediano (ramo terminal dos fascículos lateral e medial) localiza-se em posição ântero-lateral à artéria, nervo ulnar (ramo terminal do fascículo medial) localiza-se em posição anteromedial à artéria e nervo radial (ramo terminal do fascículo posterior) localiza-se posteriormente à artéria. Muitas vezes são necessárias múltiplas injeções a fim de se obter o bloqueio de todos os nervos. Aspirações entre as injeções é prudente, devido ao risco de punção vascular. A principal complicação é hematoma, mas podemos ter intoxicação pelo anestésico local, lesão nervosa e falha do bloqueio do nervo músculo-cutâneo quando não se utiliza o neuroestimulador nem o ultrassom. O bloqueio axilar tem indicação para cirurgia do antebraço e mão, tem a vantagem de ser um bloqueio de fácil aprendizado e fácil visualização.

Os bloqueios do plexo braquial são amplamente utilizados tanto para anestesia quanto analgesia em procedimentos cirúrgicos. O uso de anestésicos locais de longa duração ou não a drogas adjuvantes permitem analgesia pós-operatória prolongada e de alta qualidade, com grande satisfação dos pacientes devido principalmente ao efeito poupador de opioides e consequente redução das complicações a eles associadas.

Atualmente, além das técnicas tradicionais baseadas em referências anatômicas e parestesia ou guiadas por neuroestimulação, existe a possibilidade do uso da ultrassonografia. Desta forma, temos a visualização em tempo real da agulha e da dispersão do anestésico local ao redor das estruturas nervosas com maior sucesso, redução do tempo para realização do bloqueio, latência e volume de anestésico local.

Apesar dessas vantagens, não existem evidências suficientes que a ultrassonografia reduza complicações como intoxicação pelo anestésico local ou lesão nervosa em relação as demais técnicas.

Dessa forma, sempre que possível, a associação de técnicas parece ser a melhor opção para o sucesso do bloqueio.

6. Qual o tipo de complicação associada ao bloqueio de sua escolha para esse caso?

No bloqueio interescalênico, o bloqueio do nervo frênico é muito comum pela dispersão do anestésico local para tal, o paciente pode referir dispneia e desconforto pela elevação do diafragma, pode também haver hematoma e lesão nervosa.[2-5]

7. Quais os nervos poupados, que deixam de ser bloqueados, nas seguintes técnicas: interescalênica, supraclavicular, infraclavicular e axilar?[2,3]

No interescalênico, são fibras de raízes baixas como da região medial do braço e antebraço e mão (nervos ulnar, cutâneo medial do braço e antebraço).

No supraclavicular, podem ser poupados nervos do tronco inferior e o nervo intercostobraquial, ramos de T2 (não faz parte do plexo braquial).

No infraclavicular, são poupados os ramos superiores, nervo supraescapular, dorsal da escápula e torácico longo.

No axilar, são os mesmos citados acima, além dos peitorais e subescapulares. O nervo músculo-cutâneo também será poupado, a não ser que seja bloqueado fora da bainha axilar.

8. A paciente deste caso faz uso de dabigatran (Pradaxa) devido a fibrilação atrial. Qual tipo de anticoagulante oral é esse? Como seu efeito pode ser avaliado? E se necessário pode ser revertido?

A dabigatrana é um inibidor competitivo direto da trombina, de uso oral utilizado na profilaxia TVP-TEP (trombose venosa profunda/ tromboembolismo pulmonar), fibrilação atrial, em ATQ (artroplastia total de quadril) e ATJ (artroplastia total de joelho). A meia vida é de 12-17h com eliminação renal maior ou igual 80%. Doses de 150 mg duas vezes ao dia ou 75 mg duas vezes ao dia em pacientes com CrCL (*clearance* de creatinina) entre 30 e 50 mL/minuto, não tem relação com alteração no TP (tempo de protrombina) ou INR (*international normalized ratio*), podendo prolongar o TTPA (tempo de trombina parcialmente ativada) devido à variação individual. O melhor exame para avaliar sua ação é o TT (tempo de trombina) ou TT diluído (dTT) e ECT (*ecarin clotting time*).[1,7]

Atualmente pode ser usado como antídoto o idarucizumab (aprovado pelo FDA em 2015) na dose de 5 g intravenoso em infusão.[7]

A recomendação para suspensão seria de 72 horas em pacientes com CrCl de 80 mL/min, 96 horas em pacientes com CrCl entre 50-79 mL/min e 120 horas para pacientes com CrCl entre 30-49 mL/min.[7]

Deve-se considerar a checagem do dTT e do ECT. Não é recomendado bloqueio neuroaxial se o CrCl for menor que 30 mL/min.[7]

A recomendação é a suspensão de 5 dias[1] da medicação em casos eletivos.

Em pacientes submetidos a bloqueios perineuroaxiais, de plexo profundo ou bloqueio periférico profundo, os mesmos *guidelines* para neuroeixo devem ser aplicados. Pacientes submetidos a outros bloqueios de plexo ou bloqueios periféricos, os riscos devem ser gerenciados (punção, manutenção e retirada cateter) baseando-se na compressibilidade, vascularização e possíveis consequências de sangramento do local.

9. Na sala de RPA (recuperação pós-anestésica) esse paciente queixa-se de dispneia. Explique sua causa, como avaliar e conduzir essa complicação

O bloqueio do nervo frênico acontece em quase 100% dos bloqueios interescalênicos, variando sua intensidade. O bloqueio do nervo frênico pode ser avaliado através de radiografia de tórax, evidenciando-se a elevação da cúpula diafragmática no mesmo lado em que se realizou o bloqueio interescalênico. Com a popularização do uso da ultrassonografia para a realização do bloqueio interescalênico e a consequente redução dos volumes injetados, esta complicação foi reduzida em sua ocorrência, porém ainda ocorre em porcentagem considerável, devendo-se evitar o uso desse bloqueio em pacientes com DPOC grave, obesos, pacientes com função pulmonar reduzida e realizados bilateralmente.[3] Esta complicação pode estar associada com uma redução de até 25% da função pulmonar, sendo este efeito provavelmente o resultado da difusão anterior do anestésico local sobre o músculo escaleno anterior.[8]

A redução da função pulmonar pode ter a mesma duração do bloqueio interescalênico, eventualmente sendo necessária a utilização de suplementação de oxigênio ou até suporte ventilatório com ventilação não invasiva tipo CPAP.[2-5,9]

10. Explique o manejo de dor pós-operatória desse paciente

Em relação à analgesia pós-operatória a realização do bloqueio periférico já proporciona um período de analgesia de até 20 horas, mas sempre associamos a analgesia multimodal com associação de um anti-inflamatório e um analgésico. No caso de cirurgias ortopédicas, que são muito dolorosas, normalmente usamos 2 gramas de dipirona intravenosa (IV) a cada 6 horas, cetoprofeno

100 mg IV a cada 12 horas e a utilização de um opioide como a oxicodona 10 mg via oral a cada 12 horas, iniciados antes do término da ação do bloqueio periférico.[8]

Referências Bibliográficas

1. Tachibana RH, Hamaji A, Hamaji MWM, Shinohara AH. Avaliação pré-operatória em ortopedia, em: Carmona MJC, Ferraz JL, Garcia LV. Avaliação pré-operatória. Condutas em Anestesia. 1. ed. Rio de Janeiro: Atheneu, 2018. p.265-72.

2. Hamaji A, Hamaji MWMH, Takata EY, Cunha Jr. W. Bloqueio do plexo braquial, em: Cangiani LM, Slullitel A, Potério GMB, et al. Tratado de Anestesiologia SAESP. 7. ed. Rio de Janeiro: Atheneu, 2011. p.1619-41.

3. Conceição DB. Bloqueio dos membros superiores, em: Cangiani LM, Carmona MJC, Torres MLA, et al. Tratado de Anestesiologia SAESP. 8. ed. Rio de Janeiro: Atheneu, 2017. p.1837-56.

4. Romanek MR, Posso IP, Gatto BEO, Pedro JRP. Anestesia para cirurgias Ortopédicas de Membros Superiores, em: Cangiani LM, Carmona MJC, Torres MLA, et al. Tratado de Anestesiologia SAESP. 8. ed. Rio de Janeiro: Atheneu, 2017. p. 2917-28.

5. Nakashima ER, Gonçalves TAMG. Bloqueios do Plexo Braquial, em: Mattos SLL, Hamaji A, Nunes RR. Anestesia guiada por Ultrassom. 1. ed. Rio de Janeiro: Sociedade Brasileira de Anestesiologia, 2018. p.27-42.

6. Becco CMML, Rocha CMPR, Dumaresq DMH. Bloqueios dos nervos supraescapular e axilar. Em: Mattos SLL, Hamaji A, Nunes RR. Anestesia guiada por Ultrassom. 1. ed. Rio de Janeiro: Sociedade Brasileira de Anestesiologia, 2018. p.53-62.

7. Horlocker TT, Vandermeulen E, Kopp SL, Gogarten W, Leffert LR, et al. Regional Anesthesia in the Patient Receiving Antithrombotic or Thrombolytic Therapy. Regional Anesthesia and Pain Medicine, 2018; 43: 263-309.

8. Horlocker TT, Kopp SL, Wedel DJ. Peripheral Nerve Blocks, em: Miller RD, Eriksson LI, Fleisher LA, et al. Miller´s Anesthesia. 8. ed. Philadelphia: Elsevier, 2015. p.1721-51.

9. Horlocker TT, Wedel DJ. Anesthesia for Orthopedic Surgery, em: Barash PG, Cullen BF, Stoelting RK, et al. Clinical Anesthesia. 7. ed. Philadelphia: Lippincott Williams and Wilkins, 2013. p.1440-58.

10. Kraychete DC, Rosa CP, Volasco LMB. Princípios do Tratamento da Dor Aguda, em: Cangiani LM, Carmona MJC, Torres MLA, et al. Tratado de Anestesiologia SAESP. 8. ed. Rio de Janeiro: Atheneu, 2017. p.2031-6.

Anestesia em Paciente com Câncer de Esôfago

8

Felipe Guedes Ricarte
Domingos Dias Cicarelli

Caso Clínico

Um paciente masculino com 67 anos é internado para realização de cirurgia de esofagectomia devido ao diagnóstico de carcinoma de células escamosas esofágico. É tabagista 65 maços-ano e nega outras comorbidades. Usa Fluticasona e Salmeterol 50 mcg + 100 mcg a cada 12 horas. Nega alergias, mas tem história de náuseas e vômitos no pós-operatório de apendicectomia videolaparoscópica há 15 anos. Apresenta os seguintes exames laboratoriais: creatinina = 0,82 mg/dL; ureia = 45 mg/dL; sódio = 142 mEq/l; potássio = 3,7 mEq/l; TP(INR) = 1,21; albumina = 2,1 g/l; hemoglobina = 10,1 g/dL; hematócrito = 42,2%; plaquetas = 172.000/mm³.*

1. Qual seria a anestesia mais indicada para este paciente?

O paciente do caso possui uma série de características que predispõem a maior risco de complicações perioperatórias somadas às já inerentes ao procedimento. A esofagectomia é associada a maior risco de aspiração pulmonar pós-operatória devido a ressecção do esfíncter esofágico inferior. Além disso, o fato de ser tabagista, provável portador de doença pulmonar obstrutiva crônica (DPOC), considerando o uso diário de Fluticasona e Salmeterol e possuir hipoalbuminemia, classifica este paciente como de alto risco para complicações pulmonares.

Alguns aspectos merecem otimização no pré-operatório desse paciente. Primeiro, o estado crônico de má nutrição pode ser a causa da hipoalbuminemia (relacionada a maior risco de falha respiratória) e anemia. Este déficit pode ser diminuído com o uso de suplementos alimentares, com aporte calórico e de ferro, por pelo menos quatro semanas previamente ao procedimento. A depender da disfagia do paciente, poderia ser cogitado o uso de suplementação alimentar por sonda enteral.

---

* Onde: mcg = micrograma, mg = miligrama, g = grama, dL = decilitro, mEq = miliequivalente, l = litro, mm³ = milímetro cúbico, INR = *international normalized ratio*.

Segundo, deve-se recomendar a interrupção do tabagismo por pelo menos 8 semanas antes da cirurgia. Esse tempo levaria à normalização dos níveis séricos de monóxido de carbono e recuperaria o movimento dos cílios do epitélio respiratório, ambos efeitos que reduzem hipóxia e risco de pneumonia respectivamente. Para auxiliar o paciente, podem ser utilizados adesivos de nicotina.

Por último, o paciente se beneficiaria de treinamento da musculatura respiratória através de fisioterapia e manutenção das medicações inalatórias atuais. Todas as medidas citadas anteriormente são importantes para reduzir riscos de complicações no perioperatório deste paciente.

A esofagectomia é uma cirurgia de grande porte e, a depender do grau de infiltração do tumor e de seu perfil de irrigação sanguínea, tem potencial de sangramento. Logo, para este paciente, seriam necessárias uma vaga de UTI para o pós-operatório e reserva de hemocomponentes.

No dia da cirurgia, o paciente deve comparecer ao hospital respeitando o tempo de jejum. Cerca de trinta minutos antes da indução anestésica, o paciente deve aspirar *puffs* de um β2-agonista de curta duração. Essa medida é recomendada para tabagistas e reduz o risco de broncoespasmo intraoperatório. A monitorização deve incluir oxímetro de pulso, analisador de gases, capnografia, pressão arterial invasiva (puncionada antes ou após a indução anestésica), sonda vesical, termômetro (podendo ser utilizado via retal, considerando que a via esofágica não estará disponível), monitor cardíaco e monitorização de profundidade anestésica. O acesso vascular deverá ser calibroso e um cateter venoso central deve ser puncionado.

Após monitorização, o paciente deverá ser posicionado para a realização da punção do espaço peridural ao nível da coluna torácica. A melhor conduta seria a passagem de cateter peridural para acompanhamento diário do quadro álgico e instalação de bomba de PCA (*patient controled analgesia*) no pós-operatório.

Em seguida, deve ser induzida anestesia geral. A equipe de anestesiologia pode usar os exames de imagem disponíveis de estadiamento do tumor para verificar se a doença acometeu parte da laringe. Se houver acometimento, solicitar equipamentos de via aérea difícil e repensar a estratégia de acessar a via aérea. Logo após intubação, deve-se posicionar manta térmica nas áreas não utilizadas pela equipe cirúrgica. Neste momento, a equipe pode posicionar uma sonda nasogástrica e aspirar conteúdo gástrico remanescente (para reduzir a pressão intra-abdominal e otimizar a ventilação).

Para a manutenção anestésica, deve-se optar pela técnica de anestesia venosa total, considerando o histórico de náuseas em cirurgias anteriores e pelo possível efeito pró-metástase relacionado com agentes voláteis. O uso de medicação hipnótica no intraoperatório deve ser guiado pelo monitor de profundidade anestésica.

A reposição volêmica deve ser individualizada para o paciente considerando tempo de jejum, perda sanguínea e status de hidratação do paciente na admissão. Evitar a administração acima de 4 litros de cristaloide devido a associação com piores resultados da anastomose e aumento do risco de complicações pulmonares pós-operatórias. A administração de hemoconcentrados deve ser realizada de acordo com o estado hemodinâmico do paciente, a hemoglobina inicial e a perda sanguínea intraoperatória (mensurada pelo número de compressas utilizadas e volume do coletor de aspiração).

Ao fim do procedimento, o paciente deve ser extubado em sala desde que a hemodinâmica permita. Se o paciente se manteve estável, deve-se considerar a retirada em sala da sonda vesical e do cateter de pressão arterial invasiva.[1-7]

2. Qual o papel dos bloqueios de neuroeixo e dos bloqueios de nervos periféricos nas cirurgias oncológicas?

Otimização do controle da dor pós-operatória, reduzindo a resposta neuroendócrina ao estresse que é relacionada ao aumento de metástases ósseas. Além disso, reduz a necessidade de administração de opioides que nesse caso possuem efeito imunossupressor em especial sobre as células *Natural Killers* e neutrófilos, que atuam como uma defesa natural contra células oncológicas no corpo humano. Além disso, muitas células tumorais possuem receptores mμ e, portanto, podem ser ativadas com o uso dessa classe medicamentosa.[8,9]

3. Os anestésicos inalatórios estão relacionados à recidiva tumoral? Quais as evidências? A anestesia venosa total com propofol seria mais indicada?

Agentes inalatórios aumentam fatores de crescimento tumoral como hypoxia-inducible factor-1 alfa (HIF1α) e o fator de crescimento vascular. Esses fatores predispõem a crescimento e metástase tumoral. Em contrapartida, o propofol reduz o HIF1α e possui efeitos antioxidantes e anti-inflamatórios.

Entretanto, esses efeitos foram demonstrados em estudos *in vitro* e as evidências científicas de estudos clínicos são escassas, conflitantes e baseadas em estudos retrospectivos observacionais. Apesar disso, o uso de anestesia venosa total em pacientes oncológicos está crescentemente sendo sugerida nos serviços mundialmente. [8, 9]

4. Quais efeitos colaterais dos opioides são menos desejáveis nesse caso?

Os opioides podem causar efeitos colaterais clássicos de depressão respiratória, prurido e retenção urinária. A depressão respiratória seria um efeito colateral importante caso se opte pela extubação ao final da cirurgia, sendo menos importante a retenção urinária pelo fato deste paciente permanecer com sonda vesical de demora na UTI. O prurido caso seja muito intenso, também pode ser facilmente tratado com pequenas doses de naloxone intramuscular. Porém, como já citado na questão 2, os opioides possuem efeito imunossupressor e podem ativar algumas células tumorais.[8,9]

5. Existe evidência comprovada de que a modulação imunológica causada pelos opioides pode influenciar na recidiva tumoral? Quais os que mais têm poder nessa modulação?

Há escassez de pesquisas clínicas que demonstrem repercussões no desfecho dos pacientes com o uso de opioides.[8,9]

6. Como o nível de albumina sérica influenciaria na resposta desse paciente aos opioides?

A combinação do uso de opioides em pacientes com hipoalbuminemia potencializa o risco de depressão respiratória ao final do procedimento cirúrgico.[1,2]

7. Que adjuvantes anestésicos e analgésicos podem ser usados para poupar opioides e quais seus benefícios? Existe espaço para a anestesia opioid-free?

O uso da técnica de anestesia peridural em combinação com a anestesia geral já funciona como estratégia de redução do uso de opioide. Além disso, algumas outras medicações podem ser administradas por via endovenosa.

Primeiro, os agentes antagonistas de receptor N-metil-D-aspartato ou NMDA (Cetamina e Sulfato de Magnésio) que atuam como moduladores da dor. Os agonistas alfa 2 também atuam de forma semelhante além de contribuir na redução da descarga adrenérgica perioperatória. A lidocaína possui efeito analgésico tanto no bloqueio de neuroeixo (atuando na transmissão do impulso doloroso), quanto via venosa (onde atua como moduladora). Por fim, o uso de anti-inflamatórios também possui sua importância na otimização do controle da dor e, consequentemente, redução da necessidade do uso do opioide.

O uso de várias classes medicamentosas e várias vias de administração (venosa, bloqueios regionais, bloqueios de neuroeixo) otimizam o controle de dor. Além de reduzir o uso de opioides, ainda reduz os efeitos colaterais que poderiam ocorrer no caso do uso de altas doses de somente uma classe medicamentosa.[1,8-10]

8. A lidocaína intravenosa em infusão contínua tem evidência na diminuição da recidiva tumoral? Quais seus outros benefícios no perioperatório?

Estudos laboratoriais sugerem que a lidocaína reduz a migração celular e a viabilidade de células cancerígenas. Isso é decorrente da sua ação imunomoduladora sobre o fator de crescimento epitelial, interleucina 1 e fator nuclear kappa B.

Este medicamento pode ser utilizado na analgesia multimodal via neuroeixo ou venosa (conforme discutido na questão 7 deste capítulo).[8]

9. Há benefício do uso de anticonvulsivantes, como a pregabalina, como medicação pré-anestésica neste paciente?

Foi demonstrado em metanálises que a administração em dose única de pregabalina no pré-operatório está relacionado com melhora da analgesia nas primeiras 24 horas de pós-operatório e, consequentemente, redução da necessidade do uso de opioides. Os efeitos colaterais dessa medicação são aumento da sonolência, tonturas e alterações visuais transitórias.[10]

10. A cetamina pode diminuir a ocorrência de metástases por ter efeito anti-inflamatório?

A Cetamina inibe os linfócitos *Natural killers* que atuam como defensores naturais contra células neoplásicas. Em pesquisas com ratos, o uso dessa medicação mostrou aumentar metástases de cânceres pulmonares. Entretanto, pesquisas clínicas ainda são inconclusivas quanto a relevância do uso dessa medicação no desfecho dos pacientes.

Logo, apesar de não conclusivas, os estudos experimentais apontam para um efeito pró-metástase desse medicamento.[8,9]

11. Os corticosteroides suprimem as células natural killer. Existe evidência para o não-uso nos pacientes oncológicos?

Estudos clínicos disponíveis até o momento são inconclusivos e, por isso, ainda não há recomendações do não-uso em pacientes oncológicos.[8,9]

12. A transfusão sanguínea pode aumentar o risco de recorrência tumoral?

Estudos clínicos demonstram maior risco de metástases com a transfusão de hemocomponentes (relação não linear). Aparentemente, a transfusão de hemocomponentes alogênicos leva a mudanças na resposta imunológica responsável pelo controle natural de células tumorais.[11]

13. Quais as particularidades da dor no paciente oncológico?

As dores oncológicas podem ser de diferentes etiologias (somática, visceral ou neuropática) e, por isso, podem exigir diferentes abordagens para o seu apropriado controle. O tratamento deve incluir os seguintes pilares: tratamento apropriado do tumor, medicações analgésicas, tratamentos intervencionistas e tratamento psicológico e de comportamento. Entretanto, a dor oncológica se diferencia das demais dores crônicas por responderem ao uso dos opioides de forma mais intensa do que com outros pacientes.[2,12]

14. Como o mau controle da dor no perioperatório influencia na angiogênese?

O insulto traumático da cirurgia por si causa aumento do cortisol e do tônus simpático do organismo. Isso é intensificado se o estímulo da dor não for devidamente controlado. O aumento de cortisol leva a imunossupressão reduzindo os mecanismos inatos do organismo de proteção contra a proliferação das células oncogênicas.[13]

15. Como poderia ser tratada a dor aguda de um paciente usuário crônico de opioides?

É importante lembrar que a tolerância cruzada não é completa e que cerca de metade dos pacientes atingirão resposta terapêutica adequada quando trocado o opioide (mesmo em doses menores do que a equivalente na prescrição original). Além disso, sempre atentar-se para classes farmacológicas adjuvantes e estratégias de intervenção (bloqueios periféricos, cateter de peridural) na tentativa de otimizar controle álgico.

No contexto perioperatório, é importante pactuar junto com o paciente as estratégias anestésicas, retirar dúvidas e tentar fornecer segurança ao paciente do processo cirúrgico. Os opioides e adjuvantes de uso diário devem ser mantidos até a manhã da cirurgia, se possível. Deve ser esperado um aumento da demanda de opioide bem acima da posologia de base e a transição para via oral ou transdérmica deve ser precoce. Atentar-se para o perfil de dor prévio (caso seja portador de dor crônica) e não tentar solucionar uma dor crônica no perioperatório e, sim, encaminhar para serviço especializado nesse tipo de dor.[2,14]

16. Como manejar a tolerância e abstinência?

A melhor abordagem para abstinência é o uso de opioides de longa duração (metadona ou buprenorfina) com posterior redução gradativa da dose.

Paralelamente a isso, os sintomas devem ser controlados com o uso de outras classes farmacológicas. Os benzodiazepínicos e os alfa 2 agonistas melhoram a insônia e ansiedade. Esses últimos ainda possuem efeito no controle da disautonomia. Anti-inflamatórios, analgésicos, inibidores NMDA e agentes gabapentinoides podem ser utilizados no controle da dor. Sempre manter o paciente hidratado e controlar a diarreia e vômitos. O controle dos sintomas da abstinência facilita a adesão do paciente a futuras tentativas de redução de dose.[15]

17. Como prevenir náuseas e vômitos neste paciente e no paciente oncológico em geral?

A utilização da técnica de anestesia venosa total (como descrita na questão 1) é uma importante estratégia na prevenção desses sintomas. Entretanto, outras medidas ainda podem ser tomadas.

No pré-operatório, o uso de meclizina pode ser útil. No intraoperatório pode ser administrado dexametasona, antagonistas 5-HT3 e droperidol, além de garantir hidratação adequada (pacientes com reposição hídrica mais restritiva possuem maior risco de náuseas e vômitos pós-operatórios).

É importante ter em mente que esses sintomas podem ser manifestações de alguns distúrbios fisiológicos, como hipotensão, hipoglicemia ou hipertensão intracraniana. O anestesiologista deve ficar atento a essas possibilidades no paciente que desenvolve náuseas e vômitos no pós operatório.[1-3]

18. Quais as principais complicações relacionadas a esta cirurgia?

A mortalidade pós-operatória após esofagectomia fica em torno de 8% e em alguns centros especializados, em torno de 5%. A sobrevida dos pacientes submetidos a esta cirurgia após 5 anos varia entre 25 a 50%. As complicações pós-operatórias acometem 60% dos pacientes, sendo complicações respiratórias presente em 25% dos casos, complicações cardiovasculares em 12% dos casos e deiscência de anastomose em 16% dos casos. As complicações pulmonares são responsáveis por 50% dos óbitos no período pós-operatório.

19. O que recomenda o protocolo ERAS para esofagectomias?

O protocolo ERAS (Enhanced Recovery in Esophagectomy) foca em 5 elementos principais para reduzir as complicações e diminuir o tempo de internação hospitalar:[4]

1. Planejamento pré-operatório e preparo pré-admissão hospitalar;

2. Redução do estresse fisiológico da cirurgia;

3. Abordagem estruturada para o pós-operatório imediato e manejo perioperatório, incluindo o controle da dor;

4. Mobilização precoce;

5. Alimentação enteral precoce.

Muitas dessas recomendações são baseadas em evidências encontradas em protocolos para cirurgia colorretal.

Findlay e colaboradores[4] publicaram uma revisão sistemática com diretrizes baseadas em evidências para esofagectomia. Os pontos principais são: reduzir o tempo de internação hospitalar para uma média de 8 dias, reduzir a morbidade (principalmente pulmonar) e reduzir a mortalidade.

1. Manejo pré-operatório inclui: permitir a ingesta de carboidratos (líquidos) até 2 a 3 horas antes da cirurgia, visando atenuar o catabolismo induzido pelo estresse cirúrgico, a resistência à insulina, a hiperglicemia e o catabolismo muscular.

2. Otimizar a hemoglobina pré-operatória: a apneia nestes pacientes é frequente e as transfusões podem contribuir para aumento da morbidade e mortalidade. O uso de suplementação de ferro no pré-operatório, por 2 a 3 semanas, pode aumentar a hemoglobina e reduzir necessidade de transfusão.

3. Analgesia preventiva: a dor pós-esofagectomia é multifatorial e envolve componentes somáticos e viscerais do abdômen, tórax e pescoço. O uso de anti-inflamatórios não hormonais está associado a maior risco de deiscência de anastomose em cirurgia colorretais. A analgesia peridural é recomendada.

4. Reposição de fluídos: evitar excesso de reposição hídrica diminui complicações pulmonares pós-operatórias. Uma reposição volêmica guiada por metas pode prevenir vasoconstricção esplâncnica, devendo ser balanceada, não liberal, mas tampouco restritiva.

5. Manuseio pós-operatório: o uso de drenos torácicos piora a dor, a ventilação e a mobilização dos pacientes. O uso de drenos torácicos deve ser minimizado. Um dreno torácico é tão efetivo quanto dois drenos e drenagens inferiores a 200 mL/dia devem indicar a remoção do dreno. O uso de sonda nasogástrica é recomendado para descompressão gástrica e a alimentação enteral precoce também. Sonda vesical de demora deve ser removida assim que possível, pois a remoção dela no 1º dia de pós-operatório diminui o risco de infecção urinária e está associada com necessidade de recolocação da sonda em 10% dos casos. O risco de trombose venosa depois de esofagectomia é de 7%. Todos os pacientes devem receber profilaxia mecânica e farmacológica se não houver contraindicação. A mobilização precoce é recomendada.[4]

Referências Bibliográficas

1. Gropper MA. Miller's anesthesia. 9th ed. Amsterdam: Elsevier, 2020.

2. Barash PG, Cullen BF, Stoelting RK, Cahalan MK, M Christine Stock, et al. Clinical anesthesia. 8th ed. Philadelphia, Pa: Wolters Kluwer, 2017.

3. Manica J. Anestesiologia. 4. ed. Porto Alegre: Artmed, 2018.

4. Carney A, Dickinson M. Anesthesia for Esophagectomy. Anesthesiology Clinics, 2015; 33(1):143-63.

5. Durkin C, Schisler T, Lohser J. Current trends in anesthesia for esophagectomy. Current Opinion in Anaesthesiology, 2017; 30(1):30-5.

6. Ashok A, Niyogi D, Ranganathan P, Tandon S, Bhaskar M, et al. The enhanced recovery after surgery (ERAS) protocol to promote recovery following esophageal cancer resection. Surgery Today, 2020;50(4):323-34.

7. Buise MP. Proper volume management during anesthesia for esophageal resection. Journal of Thoracic Disease, 2019;11(S5):S702-6.

8. Nestor C, Keane E. ATOTW 487 - Implications of Anaesthesia on Cancer Surgery. World Federation Societies of Anesthesiologists. 2022 Dec 20.

9. Kim R. Effects of surgery and anesthetic choice on immunosuppression and cancer recurrence. Journal of Translational Medicine, 2018;18:16(1).

10. Wick EC, Grant MC, Wu CL. Postoperative Multimodal Analgesia Pain Management With Nonopioid Analgesics and Techniques. JAMA Surgery, 2017;152(7):691.

11. Tai YC, Wu H, Mandell MS, Tsou MY, Chang KJ. The association of allogeneic blood transfusion and the recurrence of hepatic cancer after surgical resection. 2019 Oct 1;75(4):464-71.

12. Lara-Solares A, Ahumada Olea M, Basantes Pinos ALÁ, Bistre Cohén S, Bonilla Sierra P, Duarte Juárez ER, Símon Escudero OA, Santacruz Escudero JG, Flores Cantisani JA. Latin-American guidelines for cancer pain management. Pain Manag. 2017 Jul;7(4):287-298. doi: 10.2217/pmt-2017-0006. Epub 2017 Mar 13. PMID: 28326952.Lara-Solares A, Olea MA, Basantes Pinos A de los Á, Bistre Cohén S, Bonilla Sierra P, Duarte Juárez ER, et al. Latin-American guidelines for cancer pain management. Pain Management, 2017;7(4):287-98.

13. Dubowitz J, Sloan EK, Riedel B. Implicating anaesthesia and the perioperative period in cancer recurrence and metastasis. Clin Exp Metastasis, 2018;35(4):347-58.

14. Neil M. ATOTW 260 - Perioperative management of patients on strong opioids. World Federation Societies of Anesthesiologists. 2012 May 21.

15. Schuckit MA. Treatment of Opioid-Use Disorders. Longo DL. New Eng J Med, 2016;375(4):357-68.

Anestesia em Paciente Pediátrico com Hérnia Diafragmática Congênita

9

Vinícius Caldeira Quintão
Suzana Barbosa de Miranda Teruya
Ricardo Vieira Carlos

Caso Clínico

Paciente quartigesta é admitida no hospital em trabalho de parto, em período expulsivo. Sem acompanhamento pré-natal adequado. Após cuidados e assistência ao trabalho de parto, nasceu uma bebê a termo, feminino, peso de 2.650 g, APGAR 1/5 minuto de 6/9, com quadro de desconforto respiratório ao nascimento (cianose e dificuldade respiratória), com necessidade de suporte ventilatório. Após reanimação com ventilação por pressão positiva, a paciente foi encaminhada à UTI neonatal em ventilação não-invasiva (VNI). Na sala de parto, exame físico mostrou FC de 168 bpm e FR de 62 rpm. Ao exame físico na chegada à UTI, foi observado tórax abaulado, retração de fúrcula esternal, abdome escavado, murmúrios respiratórios diminuídos a esquerda e ausculta cardíaca melhor a direita. Realizada radiografia de tórax e abdome no leito e confirmado diagnóstico de Hérnia Diafragmática Congênita. A equipe anestésica é chamada para realizar avaliação pré-anestésica da paciente.

1. Quais condutas poderiam ser tomadas para melhorar o padrão respiratório da paciente no pré-operatório?

O tratamento cirúrgico da hérnia diafragmática congênita não é mais considerado uma emergência. Devido a fisiopatologia da hérnia diafragmática congênita ser mais conhecida, o recém-nascido deve ser estabilizado antes da cirurgia. As principais condições clínicas relacionadas à hérnia diafragmática congênita incluem a hipoplasia pulmonar e a hipertensão pulmonar devido a uma vasculatura hiper-reativa e hipoplásica.

Para melhorar o padrão respiratório do recém-nascido, recomenda-se intubação orotraqueal, descompressão do estômago com sonda orogástrica e ventilação controlada protetora para evitar barotrauma do pulmão hipoplásico. Durante a intubação orotraqueal, evita-se a ventilação por máscara facial, e se for necessária, deve-se fazer a ventilação manual com baixas pressões. Além de evitar o barotrauma do pulmão hipoplásico, ventilação por máscara facial com baixas pressões (até 10 cmH$_2$O), evitará a distensão do estômago, que se estiver no tórax, poderá prejudicar a ventilação.

2. Quais os demais cuidados gerais indicados no pré-operatório? Há necessidade de investigar alguma outra alteração congênita possivelmente associada?

Além da estabilização respiratória, é necessário estabilizar o recém-nascido do ponto de vista hemodinâmico e metabólico. É importante reconhecer que a hérnia diafragmática congênita não é uma emergência cirúrgica, uma vez que a hipoplasia pulmonar não será revertida com a redução da hérnia. A ventilação mecânica deve ser protetora para evitar a lesão pulmonar induzida pela ventilação mecânica e barotrauma.

Recomenda-se ventilar com pressão inspiratória abaixo de 25 cmH_2O, PEEP entre 3 e 5 cmH_2O, mantendo uma SpO_2 pré-ductal acima de 85% e hipercapnia permissiva ($PaCO_2$ entre 45 e 55 mmHg). A ventilação oscilatória por alta frequência pode ser indicada como uma modalidade de resgate caso o recém-nascido apresente acidose e hipoxemia refratárias à ventilação convencional. Alguns recém-nascidos podem apresentar deficiência de surfactante, sendo que estudos demonstraram melhora da oxigenação quando o recém-nascido recebe surfactante profilaticamente.

Devido à fisiopatologia da hérnia diafragmática congênita, que inclui uma vasculatura pulmonar hiper-reativa e hipoplásica, medidas para evitar exacerbação da hipertensão pulmonar devem ser tomadas. A acidose respiratória deve ser evitada com a ventilação pulmonar adequada. A hipotermia deve ser evitada para diminuir o aumento do consumo de O_2, que pode precipitar aumento da pressão de artéria pulmonar. Perda sanguínea não é comum, mas é importante manter adequada volemia para evitar a acidose metabólica que também pode precipitar a hipertensão pulmonar. Algumas medidas farmacológicas pré--operatórias, visando a diminuição da pressão de artéria pulmonar, podem ser tomadas, como o óxido nítrico, inibidores de prostaglandinas (sildenafil, milrinona e epoprostenol) ou inibidores de endotelina (bosentana).

Se o estômago não foi descomprimido com sonda gástrica durante a intubação orotraqueal, deve ser realizado posteriormente para melhorar a ventilação pulmonar. Punção venosa periférica ou umbilical devem ser realizadas.

Recém-nascidos que apresentam hipertensão pulmonar grave e refratária às medidas convencionais, podem se beneficiar de oxigenação por membrana extracorpórea (ECMO).

Ainda como medida importante no preparo pré-operatório, uma investigação de outras alterações congênitas deve ser realizada. Cerca de 28% dos pacientes com hérnia diafragmática congênita apresentam cardiopatia congênita, o que está associado a um prognóstico ruim. Alterações cromossômicas são raras e devem ser estudadas em casos selecionados.

3. Ao checar os exames do paciente, o anestesista encontra a seguinte gasometria arterial: pH = 7,23; $PaCO_2$ = 66 mmHg; PaO_2 = 40 mmHg; HCO_3^- = 14 mmol/L; BE = -9 mmol/L; SpO_2 = 88%. Qual a interpretação desse exame?

O exame revela uma acidose mista (respiratória e metabólica) associada com hipoxemia.

4. Referente ao exame acima, quais condutas devem ser tomadas?

Para correção da acidose respiratória, recomenda-se uma melhora da ventilação pulmonar, sendo que uma hipercapnia com $PaCO_2$ entre 45 e 55 mmHg é permitida. Recomenda-se uma manutenção do volume intravascular, correção de potenciais perdas volêmicas e uso criterioso de inotrópicos para evitar a acidose metabólica.

Acidose e hipoxemia refratárias a ventilação mecânica convencional podem ser sinais de hipertensão pulmonar grave. Recomenda-se a ventilação oscilatória por alta frequência associada ou não ao óxido nítrico. Outras medidas farmacológicas para a hipertensão pulmonar podem ser implementadas, como inibidores de prostaglandinas ou inibidores da endotelina.

Outras situações que podem precipitar a hipertensão pulmonar devem ser evitadas, como a hipotermia e a dor. A oxigenação por membrana extracorpórea (ECMO) também pode ser uma alternativa para a hipertensão pulmonar grave associada à acidose e hipoxemia refratárias.

5. Quais os tipos de monitorização estão indicados para esse paciente no intraoperatório?

Além da monitorização básica, que inclui a cardioscopia, oximetria de pulso e pressão não invasiva, recomenda-se dois oxímetros de pulso, sendo um pré-ductal (mão direita) e outro pós-ductal (membros inferiores). A pressão arterial invasiva pode ser utilizada em casos mais graves ou com cardiopatia congênita.

A capnografia e gases sanguíneos devem ser monitorizados para evitar hipercapnia acima de 55 mmHg e hipoxemia grave. Recomenda-se a dosagem seriada de lactato, pH e BE para manutenção do equilíbrio ácido-base. A temperatura deve ser medida para manter a normotermia.

Como a ventilação pulmonar é uma estratégia terapêutica muito importante, o anestesiologista tem de manter uma adequada ventilação no intraoperatório, mantendo e monitorizando a pressão inspiratória de até 25 cmH$_2$O e PEEP entre 3 e 5 cmH$_2$O. Se o recém-nascido vier para o centro cirúrgico em ventilação oscilatória de alta frequência, recomenda-se manter uma frequência respiratória de 700 a 900 por minuto e valores de pressão média de vias aéreas pré-operatórias, visando evitar o barotrauma. Durante a redução da hérnia, é importante monitorar os valores de pressões de vias aéreas como forma indireta de aumento da pressão intra-abdominal, que pode evoluir com síndrome compartimental abdominal.

Em algumas situações, o recém-nascido pode estar recebendo óxido nítrico, sendo que é recomendado monitorizar os valores inspiratórios como forma de evitar complicações, como a meta-hemoglobinemia. Recém-nascidos a termo devem recebem valores menores de 20 ppm e recém-nascidos pré-termos, valores menores de 10 ppm (ppm – partes por milhão).

6. Como seria indicada a indução e manutenção anestésica nesse caso?

Na grande maioria das vezes o paciente chegará intubado ao centro cirúrgico. O anestesista terá de fazer a manutenção anestésica e evitar situações de aumento da pressão intrapulmonar (evitar a lesão pulmonar induzida por ventilação ou barotrauma) ou gatilhos para exacerbação de hipertensão pulmonar, como dor, aspiração desnecessária das vias aéreas, acidose, hipoxemia, hipotermia ou hipotensão. A técnica cirúrgica pode ser aberta ou por videotoracoscopia, sendo que o tamanho do defeito indicará mudanças na técnica anestésica.

Se o defeito for grande e a programação é manter o paciente intubado após a cirurgia, a manutenção pode ser feita com anestésicos inalatórios e opioides. Pode-se precisar de dose altas de opioides (25 mcg/kg ou mais de fentanil, por exemplo), para evitar situações de aumento da pressão de artéria pulmonar por plano anestésico inadequado.

Em pacientes com pequenos defeitos, pode-se indicar anestesia inalatória e com baixas doses de opioides, associada à anestesia regional com possibilidade de extubação precoce.

O óxido nitroso deve ser evitado, principalmente em situações em que o fechamento da parede abdominal pode ser difícil. Recomenda-se o uso de bloqueadores neuromusculares para facilitar o fechamento do abdome, especialmente em pacientes com grandes defeitos e que permanecerão intubados no pós-operatório.

7. O uso de óxido nitroso para manutenção anestésica nesse caso está indicado? Por quê?

O óxido nitroso deve ser evitado para manutenção anestésica devido ao risco de aumento da distensão do estômago e alças intestinais, o que pioraria a ventilação pulmonar e dificultaria o fechamento da cavidade abdominal, especialmente em pacientes com grandes defeitos.

8. Explique os motivos para o risco aumentado de hipotermia em recém-nascidos. Como esse risco poderia ser minimizado?

Recém-nascidos e crianças até um ano de idade são extremamente vulneráveis à hipotermia. Estes pacientes apresentam uma grande superfície corpórea em relação ao seu peso, pele fina, que diminui o isolamento térmico, e habilidade limitada de produzir calor e compensar a perda em situações de frio.

A compensação da perda de calor pode ocorrer por meio do tremor e pela termogênese do metabolismo da gordura marrom. A criança até 3 meses de idade apresenta pouco tremor e somente produzirá calor pela termogênese da gordura marrom, sendo também um motivo para risco aumentado de hipotermia.

O uso de colchões aquecidos e aquecimento da sala operatória irão diminuir a perda de calor por condução. O uso de mantas térmicas com calor forçado e transporte do recém-nascido em uma incubadora irão prevenir a perda de calor por convecção. Cobrir a cabeça, que apresenta grande superfície corpórea, envolver extremidades com plástico ou outro material isolante, aquecer os gases inspirados e as soluções de antissepsia também são medidas importantes de prevenção da hipotermia.

A manta térmica com calor forçado é o dispositivo mais eficaz para aquecer recém-nascidos, sendo que é importante a monitorização da temperatura para evitar hipertermia iatrogênica.

9. Após a monitorização, o cirurgião começa a fazer a antissepsia e a colocação dos campos cirúrgicos. A paciente apresenta temperatura retal de 33,2 °C, taquicardia (FC: 189 bpm), hipotensão (38 × 27 mmHg, pressão não invasiva), queda da SpO_2 para 72% e hipercapnia com $EtCO_2$ de 68 mmHg. A pressão inspiratória está abaixo de 25 cmH_2O e não houve nenhum pico inspiratório importante. Qual a principal hipótese diagnóstica e os diagnósticos diferenciais?

A principal hipótese diagnóstica é uma crise de hipertensão pulmonar com insuficiência do ventrículo direito, sendo que o principal diagnóstico diferencial é pneumotórax por barotrauma.

10. Quais as possíveis causas para o quadro citado acima?

A paciente apresenta hipotermia, hipotensão e hipercapnia. A hipotensão e a hipercapnia podem ter levado à acidose. Além disso, a taquicardia pode ser sinal de profundidade anestésica inadequada. Todas estas situações podem precipitar um aumento da pressão de artéria pulmonar e uma crise de hipertensão pulmonar em um paciente com vasos pulmonares hiper-reativos e hipoplásicos.

11. Quais as condutas a serem tomadas diante dessa situação?

A primeira conduta é administrar oxigênio a 100% e excluir pneumotórax por barotrauma. Recomenda-se a hiperventilação e a correção de possível acidose metabólica. É importante aquecer o recém-nascido para correção da hipotermia e prover adequada analgesia e profundidade anestésica. A hipotensão arterial tem de ser corrigida com cuidadosa reposição volêmica e uso de inotrópicos. Vasodilatadores pulmonares, como óxido nítrico, inibidores de prostaglandinas ou inibidores de endotelina podem ser administrados. Em caso de crise de hipertensão pulmonar e insuficiência do ventrículo direito refratárias, a oxigenação por membrana extracorpórea (ECMO) pode ser indicada.

12. Ao final da cirurgia, durante a realização dos curativos das feridas operatórias, o paciente apresenta novo quadro de instabilidade com hipotensão (PA = 48 × 27 mmHg), bradicardia (FC = 86 bpm) e dessaturação (SpO$_2$ = 70%). Qual a principal hipótese? Justifique.

O quadro é muito sugestivo de pneumotórax por barotrauma. Pneumotórax é a principal complicação perioperatória da correção da hérnia diafragmática congênita. O pneumotórax deve ser investigado em toda situação de dessaturação abrupta.

Com a redução da hérnia, a pressão intra-abdominal pode aumentar, levando a um aumento da pressão inspiratória e possível barotrauma, especialmente do pulmão ipsilateral à hérnia, que é hipoplásico. Durante a manipulação do recém-nascido e transporte, pode ocorrer aumento da pressão inspiratória que também pode levar a pneumotórax por barotrauma.

14. Quais as condutas para reversão do quadro acima?

Recomenda-se fazer o diagnóstico de pneumotórax por meio de ausculta e fornecer oxigênio a 100%. Como o recém-nascido apresenta sinais de instabilidade hemodinâmica, o pneumotórax pode ser hipertensivo. Neste caso, a descompressão do tórax deve ser realizada com agulha e posteriormente o tórax deve ser drenado.

Referências Bibliográficas

1. Vutskits L, Davidson A. Pediatric Anesthesia. In: Gropper, MA (ed.). Miller's Anesthesia. Elsevier; 2020. p. 2420-58.
2. Long JB, Suresh S. Neonatal Anesthesia. In: Barash PG (ed.). Clinical Anesthesia. Wolters Kluwer; 2017. p. 2926-3032.
3. Daves SM, Franklin AD. Anesthesia for newborn and surgical emergencies. In: Longnecker DE (ed.). Anesthesiology. McGraw-Hill Education; 2018. p. 1083-1093.
4. Módolo NSP, Lima LHN, Lima RM. Anestesia para cirurgia de correção das malformações congênitas do recém-nascido. In: Cangiani LM (ed.). Tratado de Anestesiologia da SAESP. Editora dos Editores; 2021. p. 2791-810.

Anestesia em Paciente Dependente Químico com Queimadura

10

Fernando Brito Cançado
Domingos Dias Cicarelli

Caso Clínico

Paciente masculino, 19 anos, é trazido ao serviço de emergência de um hospital terciário com queimaduras de profundidade quase total da pele abrangendo face e couro cabeludo, ambos os membros superiores, tronco, genitália e porção proximal de ambas as coxas. Sinais vitais: FC 118 bpm, FR 25 irpm, PA 168 × 91 mmHg, SpO2 91% com máscara facial de oxigênio de alto fluxo. Balbuciava palavras de dor, pouco compreensivas com uma voz rouca. Morador de rua, seu passado médico é desconhecido e o serviço de bombeiros que o trouxe informou que foram encontradas pedras de *crack* próximas ao seu colchão.

1. Como pode ser classificada essa queimadura? Qual sua extensão e como expressá-la? Explique a "regra dos nove"

As queimaduras podem ser classificadas em graus, de acordo com a profundidade de tecido acometida. As queimaduras de primeiro grau atingem somente a epiderme. As queimaduras de segundo grau atingem parcialmente a derme, podendo ser superficiais ou profundas (grande destruição dos apêndices cutâneos). As queimaduras de terceiro grau cursam com destruição completa da epiderme e da derme. Por fim, as queimaduras de quarto grau envolvem estruturas mais profundas como músculos, tendões e ossos.

No caso acima, há a descrição de "queimaduras de profundidade quase total da pele", sendo então classificadas como segundo grau profundo.

A extensão das queimaduras pode ser avaliada através da regra dos nove de Wallace. Essa regra representa uma maneira simples de se estimar a porcentagem de superfície corporal queimada, onde cada parte do corpo é representada por um valor:

1. Cabeça: 4,5% na face anterior e 4,5% na face posterior.
2. Tronco: 18% na face anterior e 18% na face posterior.
3. Membros superiores: 4,5% na face anterior e 4,5% na face posterior.
4. Membros inferiores: 9% na face anterior e 9% na face posterior.
5. Região perineal: 1%.

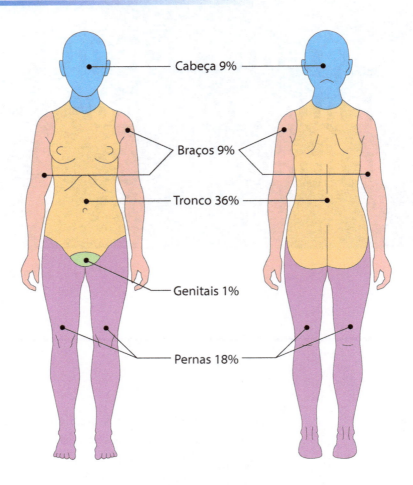

Dessa maneira, como no caso acima, temos a descrição de queimaduras "abrangendo face e couro cabeludo, ambos os membros superiores, tronco, genitália e porção proximal de ambas as coxas", podemos estimar uma superfície corporal queimada de 55% (9% para face e couro cabeludo, 9% para cada membro superior, 18% para tronco, 1% para genitália e 4,5% para aproximadamente metade de cada coxa).

2. Qual a fisiopatologia da lesão térmica?

A fisiopatologia da lesão térmica envolve uma resposta inflamatória local e sistêmica intensa, provocando aumento da permeabilidade capilar que leva a perda de fluidos do intravascular para o interstício. Esse processo é mediado por substâncias inflamatórias como leucotrienos, citocinas, histamina, prostaglandinas, interleucinas entre outros. Em queimaduras mais extensas, pode haver diminuição na atividade da bomba de sódio e potássio, levando a desequilíbrio eletrolítico.

No sistema cardiovascular, observa-se hemoconcentração pela perda de líquido intravascular e aumento das resistências vasculares pulmonar e sistêmica com queda do débito cardíaco e depressão miocárdica direta.

No metabolismo, há uma resposta mais intensa do que em outras modalidades de trauma. Há elevação de catecolaminas, glucagon e glicocorticoides e catabolismo exagerado através de lipólise, proteólise, glicogenólise e neoglicogênese para aumentar o aporte energético devido à alta demanda tecidual.

No sistema pulmonar, as lesões podem ocorrer por mecanismos distintos, pois pode haver lesão direta pelo calor e substâncias químicas da fumaça e indireta via inflamação sistêmica. Os pacientes podem evoluir com obstrução das vias aéreas superiores por edema, infecções, prejuízo na hematose e queda da complacência.

No sistema digestivo, podem surgir lesão hepática, úlceras de estresse, e íleo adinâmico.

O sistema renal é geralmente acometido por lesão renal aguda através de mioglobinúria (oriunda de rabdomiólise) e hipotensão prolongada.

Os sistemas hematológico e imunológico também são afetados, podendo ocorrer coagulopatia sistêmica, trombocitopenia, anemia e linfopenia.

3. Esse paciente apresentou lesão inalatória? Como pode ser feito o diagnóstico?

Os sinais clássicos de lesão inalatória são queimadura de face, queimadura das vibrissas nasais, hiperemia da cavidade oral, taquipneia, rouquidão, tosse, expectoração com fuligem e estridor. Deve-se suspeitar de lesão inalatória também em situações de exposição à fogo e fumaça em locais fechados e quando há perda de consciência. A fibroscopia óptica e a gasometria arterial são excelentes ferramentas diagnósticas nesses pacientes. No caso acima, temos relato de rouquidão, queimadura de face e taquipneia, portanto, muito provavelmente, a lesão inalatória está presente.

4. Explique o envenenamento por monóxido de carbono, seu diagnóstico e tratamento

O monóxido de carbono tem afinidade 240 vezes maior pela hemoglobina do que o oxigênio. Desse modo, há redução do transporte e do consumo celular de oxigênio. Os oxímetros de pulso convencionais podem mostrar saturação periférica de oxigênio falsamente normal, pois não são capazes de distinguir a oxi-hemoglobina da carboxi-hemoglobina. Assim, recomenda-se o uso de co-oxímetro ou gasometria arterial para seu diagnóstico. O seu tratamento envolve oxigenioterapia com FiO_2 de 1,0 umidificada por 6 horas, para reduzir a meia-vida de eliminação da carboxi-hemoglobina.

5. Qual a porcentagem de queimadura desse paciente? Como calcular? Como realizar a ressuscitação volêmica e qual fórmula utilizar?

Como discutido na questão número 1, temos uma superfície corporal queimada aproximada de 55%, calculada através da regra dos nove. A reposição volêmica pode seguir a fórmula de Parkland, que propõe hidratação com cristaloide balanceado na dose calculada pelo peso e superfície corporal queimada, na fórmula a seguir: Volume (ml) = Peso (kg) × Superfície Corporal Queimada (%) × 4. Metade do volume calculado deve ser administrado nas primeiras 8 horas e a outra metade nas 16 horas seguintes. Deve-se lembrar que a fórmula serve como uma orientação, sendo necessário avaliar o débito urinário (0,5 mL/kg/h em adultos e o dobro em crianças) e a pressão arterial média (acima de 70 mmHg) para individualizar a terapêutica para o paciente.

6. Quais as implicações cardiovasculares, hematológicas e da função hepática no grande queimado? Qual o seu impacto no manejo anestésico?

As alterações fisiopatológicas no queimado podem alterar o comportamento dos fármacos no organismo. A perda de proteínas através da pele queimada, associada a diluição das proteínas plasmáticas reduzem a albumina sérica, aumentando a fração livre e o volume de distribuição dos fármacos. Além disso, a queda do débito cardíaco reduz a perfusão hepática e renal, podendo prejudicar a eliminação dos medicamentos (na fase hipermetabólica, com o aumento do débito cardíaco, o inverso acontece). Fármacos como propofol e fentanil, que apresentam altas taxas de extração hepática, dependem do fluxo sanguíneo hepático para sua eliminação, que pode estar reduzido na fase inicial e aumentado na fase hiperdinâmica. A succinilcolina pode ser usada com segurança nas primeiras 24 horas do trauma, devendo ser evitada após esse período (por pelo menos 1 ano) devido ao risco de hipercalemia e parada cardiorrespiratória, que se instala devido ao aumento dos receptores nicotínicos na membrana extrajuncional e a redução da pseudocolinesterase (ou butirilcolinesterase) plasmática. Os pacientes queimados apresentam menor sensibilidade aos bloqueadores neuromusculares adespolarizantes, e a etiologia desse evento é multifatorial, envolvendo ação antagônica de mediadores inflamatórios como prostaglandinas e nucleotídeos cíclicos, elevação das depurações hepática e renal, *up-regulation* dos receptores de acetilcolina (aumento do número de receptores nicotínicos na junção neuromuscular e extrajuncionais) e aumento da fração do fármaco ligada a alfa-1-glicoproteína ácida.

7. Quais exames pré-operatórios solicitar? Como deve ser o preparo desse paciente?

Na avaliação pré-operatória, a avaliação da via aérea é essencial para definição da estratégia com a qual ela será abordada. A fibroscopia óptica, a gasometria arterial e a radiografia torácica podem ser úteis no diagnóstico de lesão por inalação. Além disso, deve-se examinar a integridade da córnea para sua adequada proteção intraoperatória. A anamnese tem como objetivo avaliar o grau de acometimento dos diversos sistemas, e por isso o paciente deve ser avaliado quanto ao estado nutricional, mental e hemodinâmico, o mecanismo da lesão, à imunodeficiência, o tempo decorrido desde o trauma, a presença de estase gástrica, a presença de acessos vasculares, procedimentos anestésicos prévios e ao planejamento cirúrgico. O jejum nesses pacientes deve ser otimizado para evitar tempos prolongados que dificultem com que metas calóricas sejam atingidas, sendo o ultrassom gástrico uma boa ferramenta para essa avaliação. Amostras de sangue devem ser coletadas para a quantificação de níveis séricos de sódio, potássio, ureia, creatinina, glicose, albumina e lactato. Em casos de lesão por energia elétrica, recomenda-se a solicitação de eletrocardiograma e de CK e CK-MB.

8. Descreva brevemente algumas opções operatórias para esse paciente. Como monitorizá-lo no intraoperatório?

Pacientes queimados podem ser submetidos a uma grande gama de procedimentos, como por exemplo cricotireoidostomia, traqueostomia, escarotomia, excisão de regiões com queimaduras de 3º grau ou regiões tangenciais a queimaduras de 2º grau profundas, enxertias, retalhos e trocas de curativo. A monitorização deve ser cuidadosa, evitando eletrodos em regiões queimadas ou com curativos. Quando não for possível, existem formas alternativas como eletrodos em agulha. Deve-se evitar a instalação do manguito de pressão não invasiva em regiões enxertadas, e, se possível, utilizar manguitos estéreis. Locais alternativos para se posicionar o oxímetro de pulso incluem língua, lóbulo da orelha e nariz. O co-oxímetro é recomendado em casos de intoxicação por monóxido de carbono. Pacientes com instabilidade hemodinâmica devem ser monitorados com pressão arterial invasiva e pressão venosa central. O monitor de débito cardíaco também pode ser útil em situações onde se espera grandes perdas volêmicas e instabilidade. A temperatura deve ser monitorada para evitar hipotermia. O bloqueio neuromuscular pode ser avaliado através do monitor de junção neuromuscular devido às alterações no perfil de ação desses medicamentos em pacientes queimados.

9. Como realizar a indução anestésica? A intubação acordada seria uma medida mais segura para o manejo da via aérea desse paciente?

Os pacientes queimados podem ter alterações que tornam o acesso à via aérea mais desafiador, como microstomia, traqueomalácia, estenose subglótica e restrição na movimentação cervical por escaras, sendo a extensão cervical e a laringoscopia difíceis. A obtenção da via aérea pode ser feita com máscara laríngea em situações em que o procedimento cirúrgico permita o seu uso (tamanhos menores do que o normal para o peso podem ser necessários). A fibroscopia com nebulização de lidocaína com o paciente consciente é uma alternativa segura para casos em que a intubação traqueal é obrigatória ou em situações em que há restrição cicatricial do pescoço com flexão extrema. Com exceção da succinilcolina após 24 horas do evento, a maior parte dos medicamentos e procedimentos anestésicos são seguros para o paciente, devendo a escolha levar em consideração a cirurgia que será realizada, as alterações farmacocinéticas e farmacodinâmicas da fase em que se encontra o paciente e suas características individuais como idade e estado geral. De modo geral, nas primeiras 48 horas, doses devem ser reduzidas devido às alterações hemodinâmicas que retardam a eliminação dos fármacos. Na fase hiperdinâmica, há aumento dos fluxos sanguíneos renal e hepático, resultando na necessidade de maiores doses de agentes venosos e maiores CAM dos anestésicos inalatórios. O uso da cetamina e alfa-2-agonistas tem se mostrado benéfico em vítimas de queimadura tanto para analgesia como para indução e sedação devido ao menor risco de obstrução de vias aéreas e depressão respiratória.

10. Como manter a temperatura desse paciente?

Vítimas de queimaduras estão suscetíveis a perda de calor por evaporação e convecção das áreas queimadas. Para evitar a hipotermia, deve-se manter a temperatura ambiente em torno de 30 °C, usar líquidos de infusão aquecidos à 36 °C, instalar mantas e colchões térmicos e monitorar a temperatura esofágica. Além disso, os procedimentos devem ter a menor duração possível para reduzir a exposição do paciente.

11. Qual bloqueador neuromuscular utilizar? A succinilcolina estaria contraindicada? Por quanto tempo ela deve ser evitada?

Como já discutido em questões anteriores, o uso da succinilcolina deve ser evitado após 24 horas até 12 a 24 meses do trauma devido ao aumento da incidência de hipercalemia e parada cardiorrespiratória. O mivacúrio tem tempo de ação prolongado devido à redução da butirilcolinesterase ou pseudocolinesterase plasmática. O rocurônio tem latência prolongada, mas pode ser usado em indução em sequência rápida na dose de 1,2 a 1,5 mg/kg, retornando a uma relação T4/T1 de 0,8 no TOF em 125 minutos (nos pacientes saudáveis, esse tempo é de 160 minutos). O cisatracúrio e o atracúrio também têm efetividade reduzida, apesar de sua metabolização pela eliminação de Hoffman.

12. Explique brevemente as implicações anestésicas do uso crônico e agudo de cocaína, crack, anfetaminas, ácido lisérgico, heroína, álcool e maconha.

As substâncias de abuso são comumente classificadas como depressoras (heroína, álcool, sedativos, hipnóticos) ou estimulantes (cocaína e anfetaminas) do sistema nervoso central. Pacientes adictos estão mais suscetíveis a eventos adversos como intoxicação aguda, crise de abstinência, infecções e alteração da tolerância a opioides e anestésicos. Por isso, devem ser bem avaliados quanto à função pulmonar, cardíaca, neurológica e infecciosa.

Pacientes usuários de álcool, sedativos e hipnóticos podem precisar de estabilização com benzodiazepínicos, e, aqueles que usam heroína podem precisar de terapia substitutiva com metadona.

Pacientes usuários de opiáceos podem receber metadona, buprenorfina e clonidina. Também têm maior tolerância aos narcóticos.

Alcoólatras podem apresentar maior risco de *delirium tremens*, doença hepática, cardiomiopatia, convulsões, arritmias, coagulopatia e anemia.

Usuários de cocaína e anfetaminas estão predispostos a apresentar acidentes vasculares encefálicos, arritmias e cardiomiopatia. Podem apresentar também hipertensão, taquicardia, isquemia miocárdica e ansiedade devido à inibição da reabsorção de neurotransmissores simpatomiméticos. Seu uso prolongado leva à hipertrofia ventricular, infarto miocárdico e perfuração de septo nasal.

O ácido lisérgico e outros alucinógenos podem provocar desregulação autonômica e paranoia.

A maconha aumenta o risco de complicações pulmonares (semelhante ao tabaco) e pode causar taquicardia, vasodilatação e aumento do débito cardíaco, estando também associada a maior dor pós-operatória.

Pacientes em recuperação podem apresentar maior ansiedade em relação ao procedimento anestésico-cirúrgico, por medo de recaída e tratamento inadequado da dor, e, por isso, devem ser tranquilizados.

13. Ao término do procedimento o paciente apresenta débito urinário reduzido. Discuta possíveis causas de oligúria

A oligúria no paciente queimado está relacionada à lesão renal aguda, que é comum nesses cenários. A LRA está associada a porcentagem de superfície corporal queimada, com lesão por inalação, ventilação mecânica e retardo no início da reposição volêmica. A LRA está relacionada à hipotensão arterial prolongada, mioglobinúria (rabdomiólise), sepse e antibióticos nefrotóxicos, hipovolemia e disfunção miocárdica. A etiologia é multifatorial e inclui estado pró-coagulante, lesão endotelial e vasoplegia.

Referências Bibliográficas

1. Manica J. Anestesiologia. 4. ed. Porto Alegre: Artmed, 2018.
2. Cangiani LM, Carmon MJC, et al. Tratado de Anestesiologia SAESP. 9. Ed. São Paulo: Editora dos Editores, 2021.
3. Miller RD. Miller's Anesthesia. 8. ed. Philadelphia: Elsevier Churchill Livingstone, 2015.
4. Badetti C, Manelli JC. Curare and burns. Ann Fr Anesth Reanim, 13 (1994), pp. 705-12.
5. Jault P, Donat N, Leclerc T, Cirodde A, Davy A, et al. The first hours after severe burns. (2012) Journal Europeen des Urgences et de Reanimation, 24 (3), pp. 138-146. doi: 10.1016/j.jeurea.2012.09.003.
6. Bittner EA, Shank E, Woodson L, Martyn JA. Acute and perioperative care of the burn-injured patient. Anesthesiology. 2015 Feb;122(2):448-64. doi: 10.1097/ALN.0000000000000559. PMID: 25485468; PMCID: PMC4844008.
7. Moore RA, Waheed A, Burns B. Rule of Nines. [Updated 2022 May 30]. In: StatPearls [Internet]. Treasure Island (FL): StatPearls Publishing; 2023 Jan-. Available from: https://www.ncbi.nlm.nih.gov/books/NBK513287/.

Anestesia para Transplante de Fígado

11

Roberta Figueiredo Vieira
Daniela Compiani Coutinho
Lucas Del Gallo Vieira da Rocha

Caso Clínico

Paciente gênero feminino, 59 anos, apresenta cirrose por vírus da Hepatite C, com dois nódulos hepáticos (1,5 cm e 2,5 cm no maior eixo) e é convocada ao hospital para transplante hepático de doador cadáver. Há 5 meses, teve hemorragia digestiva alta por varizes de esôfago tratada com ligadura elástica endoscópica. Há 3 meses foi internada por peritonite bacteriana espontânea, quando evoluiu com encefalopatia hepática e síndrome hepatorrenal. Outros antecedentes pessoais incluem hipertensão arterial sistêmica, atualmente sem necessidade de uso de medicações e diabetes mellitus. Ao exame físico, encontra-se consciente, orientada, *flapping* negativo, PA = 102 × 64 mmHg; FC = 88 bpm; Saturação de O_2 = 94% (em ar ambiente). Exames pulmonar e cardíaco sem alterações. Abdome globoso, flácido, presença de teleangiectasias, fígado não palpável, baço palpável a 4 cm do rebordo costal esquerdo. Apresenta os seguintes exames laboratoriais: creatinina: 1,9 mg/dL, ureia: 56 mg/dL; bilirrubina total: 2,8 mg/dL, TP/INR: 1,76, albumina: 3,1 g/l; hemoglobina: 9,5 g/dL; plaquetas: 38.000/mm^3.*

1. **Como deve ser realizada a avaliação pré-operatória de pacientes candidatos a transplante hepático de doador cadáver? Há alguma diferença do transplante intervivos?**

Todos os pacientes listados para transplante hepático devem ser avaliados por uma equipe multiprofissional. A alocação na fila de espera é realizada a partir de um escore que prediz mortalidade, conhecido como MELD (*Model for End-Stage Liver Disease*). Esse escore, avalia os seguintes parâmetros laboratoriais: bilirrubina, creatinina e INR (*International normalized ratio*).

Além disso, é indispensável uma extensa avaliação do estado clínico do paciente, uma vez que será submetido a intenso estresse perioperatório.

---

* Onde: PA = pressão arterial, FC = frequência cardíaca, bpm = batimentos por minuto, Sat O2 = saturação da hemoglobina pelo oxigênio, INR = *international normalized ratio*.

A avaliação laboratorial inclui hemograma completo, coagulograma (TP/TTPa, fibrinogênio), eletrólitos, transaminases, avaliação de função hepática (bilirrubinas, proteínas totais e frações, amônia, glicemia), tipagem ABO/Rh, pesquisa de anticorpos irregulares, sorologias, dosagem de AFP (alfa-feto proteína) e função renal (ureia e creatinina).[1-5]

Em relação a reserva cardíaca, devem ser solicitados para todos os pacientes ECG de repouso (atentar para o intervalo QT corrigido, frequentemente aumentado nos cirróticos)[3,4,6,7] e ecocardiograma transtorácico, para avaliar a função valvar, função sistólica e diastólica de ambos os ventrículos, VSVE (via de saída do ventrículo esquerdo) e estimativa da pressão sistólica da artéria pulmonar.[4,5] Em pacientes com fatores de risco para DAC (doença arterial coronariana), está indicada avaliação cardiológica dinâmica, sendo a mais utilizada a ecocardiografia de estresse com dobutamina,[1-6] solicitada, segundo a AHA (*American Heart Association*), para pacientes com 3 ou mais fatores de risco para DAC ou para todos os pacientes segundo a *American Society of Transplantation*. Caso a investigação seja inconclusiva ou sugestiva de isquemia, recomenda-se ainda a realização de cateterismo cardíaco.

A avaliação pulmonar deve ser iniciada com radiografia de tórax, podendo ser indicada espirometria pulmonar, de acordo com a clínica e antecedentes do paciente. Na suspeita de hipertensão portopulmonar ou quando a pressão sistólica da artéria pulmonar (PSAP) for superior a 45 mmHg no ecocardiograma transtorácico, procede-se ainda com cateterização do coração direito.[3-7] Contudo, é essencial o rastreamento da síndrome hepatopulmonar através da utilização da oximetria de pulso. Em caso de $SpO_2 < 96\%$, realiza-se ecocardiografia transtorácica com contraste de microbolhas e gasometria arterial. A síndrome hepatopulmonar é uma vasodilatação pulmonar, que associada ao hiperfluxo, impede uma oxigenação adequada. O exame diagnóstico é o ecocardiograma transtorácico (ecoTT) com microbolhas.

Adicionalmente, são utilizados exames para avaliação de outras complicações da cirrose hepática, como endoscopia digestiva alta para avaliação de varizes esofágicas, rastreamento do carcinoma hepatocelular (CHC) e infecções ocultas.[8] Só pacientes que respeitam os critérios de Milão são candidatos ao transplante, a saber: pacientes cirróticos com nódulo hepático único menor que 5 cm ou até 3 nódulos menores que 3 cm e ausência de trombose tumoral de veia porta.[9]

2. Quais devem ser os acessos vasculares e monitorização intraoperatória?

A opção pela utilização dos diversos acessos vasculares deve levar em consideração o posicionamento cirúrgico (habitualmente em decúbito dorsal horizontal com o membro superior direito ao longo do corpo), o estado de coagulação do paciente, a dificuldade técnica cirúrgica prevista e a possibilidade de um clampeamento total de veia cava inferior, o que limita a utilização de acessos em membros inferiores.

Habitualmente, são utilizados um ou mais acessos venosos periféricos calibrosos, um cateter arterial (com opção por cateteres femorais em caso de previsão ou utilização de altas doses de drogas vasoativas), para medida de pressão arterial invasiva e um cateter venoso central.[1,2,4,6,10] Na ausência de acesso venoso periférico calibroso, pode-se optar pela utilização do cateter de infusão rápida (*RIC line*, rapid infusion catheter) ou uma cânula de *bypass* venovenoso na veia jugular interna.[4] Em ocasiões com alta probabilidade de diálise perioperatória são utilizados cateteres de curta duração para hemodiálise. Muitos centros de transplante utilizam rotineiramente cateteres de artéria pulmonar, sendo estes indiscutíveis em pacientes com diagnóstico de hipertensão pulmonar e disfunção cardíaca evidente.

A monitorização intraoperatória básica recomendada pela resolução CFM nº 2174/2017, inclui monitorização do ritmo cardíaco por meio de cardioscopia, oximetria de pulso, monitorização da pressão arterial, capnografia e termômetro central. Além destas, estão indicadas a monitorização da pressão arterial invasiva, monitorização da pressão venosa central, sondagem vesical de demora e análise de gases expirados. A monitorização do débito cardíaco através da análise do contorno da onda de pulso e a ecocardiografia tridimensional não possuem boa correlação com medidas obtidas através de termodiluição, não sendo recomendadas a sua utilização de rotina.[4,9,11] Ademais, o uso de medidas derivadas da termodiluição transpulmonar como o volume diastólico global e a medida da água extravascular pulmonar, ainda têm relevância incerta nesses pacientes com circulação hiperdinâmica.

A ecocardiografia transesofágica (ETE) está emergindo como uma modalidade versátil de monitorização intraoperatória. Permite a avaliação em tempo real de isquemia miocárdica através de alterações no movimento regional das paredes ventriculares, diagnóstico de disfunção biventricular, de obstrução de via de saída do ventrículo esquerdo, tamponamento cardíaco, coágulos intracardíacos e acompanhamento de doenças cardíacas prévias durante o transplante.[4,5,8,10] O ETE está associado a baixa probabilidade de hemorragia digestiva alta, mesmo na presença de varizes esofágicas.

3. Quais as principais complicações possíveis na fase de dissecção e quais condutas devem ser tomadas?

O transplante hepático consiste em três fases cirúrgicas distintas, que são as fases: pré-anepática, anepática e neo-hepática, que influenciam o manejo anestésico. A fase de dissecção hepática ou pré-anepática, consiste na mobilização do fígado para liberar os ligamentos que fixam o órgão à parede abdominal e dissecção dos vasos hepáticos até a total exclusão vascular do fígado, quando se realiza a hepatectomia. Esse período é marcado por alterações hemodinâmicas bruscas, variação volêmica e risco de sangramento.[1-5,8,10]

Após a incisão cirúrgica e acesso à cavidade abdominal, realiza-se a drenagem da ascite, que quando presente pode gerar hipovolemia, com necessidade de reposição adicional de cristaloides e coloide (8 gramas de albumina para cada litro de ascite drenado, nos casos de drenagem maior que 5 litros).[12] O uso de afastadores cirúrgicos pode levar a redução do retorno venoso esplâncnico e comprometimento da mecânica respiratória por compressão dos pulmões subjacentes.

O risco de sangramento está correlacionado com a gravidade da hipertensão portal, o estado prévio da coagulação do paciente e o grau de dificuldade técnica, como por exemplo, abordagens abdominais anteriores, aderências por procedimentos de ablação de hepatocarcinoma e doença hepática policística.[1,10]

As técnicas utilizadas para a exclusão venosa do fígado geram repercussões hemodinâmicas importantes. A opção pela exclusão total da veia cava inferior (VCI) e da veia porta gera redução significativa da pré-carga e do débito cardíaco, intolerável em pacientes com baixa reserva cardíaca. Outra opção seria a exclusão venosa acompanhado de *bypass* veno-venoso, que apresenta o benefício teórico de descompressão da circulação venosa abaixo do *clamp*, associado a manutenção da pré-carga, débito cardíaco e perfusão renal. Entretanto, estudos clínicos não demonstraram melhor desfecho renal com o emprego do *bypass* veno-venoso. Outra técnica descrita para exclusão venosa hepática, é a de "piggy-back" ou *clamp* parcial da VCI, na qual é realizado o clampeamento total da veia porta e um clampeamento lateral (parcial) da veia cava inferior, com a preservação parcial da pré-carga e do débito cardíaco. Estudos clínicos retrospectivos demonstram que o emprego da técnica de "*piggy-back*" está associada a menor utilização de hemoderivados, melhor desfecho renal e maior sobrevida do enxerto hepático, porém acrescida de maior dificuldade técnica e tempo cirúrgico.[1,2]

A utilização de vasopressores é frequente nessa fase, principalmente após a exclusão vascular hepática. Destaca-se o uso da vasopressina, por ação preferencial no território esplâncnico, promovendo redução do volume sanguíneo venoso neste território e diminuição da pressão portal, sem prejuízo à perfusão da microcirculação e ao débito cardíaco.[13] A reposição volêmica deve ser cautelosa após a exclusão vascular, devido ao risco de congestão do enxerto após a sua revascularização.

Nessa fase, é frequente a necessidade de hemocomponentes, portanto, deve-se atentar para a toxicidade por citrato. O metabolismo hepático de citrato está reduzido, podendo ocorrer hipocalcemia e hipomagnesemia, com risco de arritmias malignas. Em geral, utiliza-se 250 mg de cálcio para cada concentrado de hemácias administrado. Entretanto, vale ressaltar que o enxerto hepático inicia o metabolismo do citrato acumulado, liberando o cálcio represado, havendo o risco de hipercalcemia no pós-operatório.

4. Como deve ser feito o manejo hemodinâmico e transfusional desse paciente?

O objetivo do manejo hemodinâmico deve ser a obtenção de uma volemia satisfatória, acompanhada de resistência vascular sistêmica e débito cardíaco adequados para manter a perfusão e a oferta de oxigênio tecidual. Não existe um único parâmetro hemodinâmico que corresponda a estas metas, mas há um conjunto de variáveis macro e micro hemodinâmicas que refletem a homeostase circulatória.

A reposição volêmica deve ser guiada por metas hemodinâmicas, preferencialmente baseadas em índices de volume-responsividade dinâmicos, uma vez que as variáveis volêmicas estáticas, como pressão venosa central e pressão de oclusão da artéria pulmonar, não predizem a pré-carga cardíaca com acurácia. Enquanto a redução da pressão venosa central (PVC) é benéfica em ressecções hepáticas, não parece trazer

benefícios nos transplantes hepáticos; não reduz sangramento e aumenta a incidência de disfunção renal.[14] Embora as medidas derivadas da termodiluição transpulmonar apresentem relevância incerta, o seu uso durante o clampeamento da veia cava inferior é aceitável.

Durante o transplante, o anestesiologista precisa julgar adequadamente a volemia do paciente, controlando o volume circulatório, assim como a sua composição e pressão oncótica. Dessa forma, evita-se tanto a hipervolemia como a hipovolemia, que prejudicam a vitalidade do enxerto. A associação de vasopressores em baixas doses é indicado para manutenção da perfusão sistêmica. A vasopressina é preferida pela sua ação esplâncnica, reduzindo o volume sanguíneo deste compartimento, provoca aumento da pré-carga e melhora a perfusão hepática e renal.[4,10,13]

As estratégias de reposição volêmica incluem a utilização de cristaloides e coloides. No caso dos cristaloides, a preferência é pela utilização de cristaloides isotônicos, evitando-se a administração excessiva de solução fisiológica, pelo risco de acidose hiperclorêmica e disfunção renal, e de ringer lactato, pelo acúmulo de ácido láctico devido a menor metabolização hepática. A albumina 5% parece ser utilizada como fluido de escolha para reposição de perdas intravasculares, limitando a quantidade de volume infundido, podendo reduzir a incidência da síndrome de reperfusão hepática.[2,4,10]

Apesar do uso de plasma fresco congelado ser considerado uma estratégia de reposição volêmica, o seu uso deve ser sempre guiado por monitores de coagulação, convencionais ou viscoelásticos. Apesar do potencial benefício de manutenção da pressão oncótica com reposição de fatores de coagulação, há a desvantagem de aumento da imunogenicidade, da alta concentração de citrato, além de reações e complicações transfusionais. Em relação a transfusão de concentrados de hemácias, não há um limiar específico para estes pacientes. Recomenda-se uma avaliação individualizada, considerando-se o nível de hemoglobina, presença de sangramento ativo, disfunção orgânica, assim como variáveis macro e micro-hemodinâmicas como *base excess,* SvO$_2$ (saturação venosa de O$_2$) e DO$_2$ (oferta tecidual de O$_2$).

O uso de recuperação de sangue intraoperatória (*cell-saver*) é recomendada, respeitada as suas contraindicações. O uso de concentrados de hemácias lavados, através do dispositivo do *cell-saver*, pode limitar a hipercalemia associada a transfusão de grandes volumes.[10] Recentemente, o aumento da inflamação sistêmica e imunogenicidade associado à transfusão do sangue recuperado, limitou o seu uso a situações com sangramento acentuado.

5. Como deve ser feita a monitorização e o manejo da coagulação?

O conceito clássico de que a cirrose hepática cursa com coagulopatia é inadequado, uma vez que a disfunção hepática crônica cursa com alterações na síntese e clareamento de fatores pró e anticoagulantes, havendo com frequência tendência à hipercoagulabilidade. Os pacientes cirróticos apresentam deficiência da síntese de quase todos os fatores de coagulação, exceto o fator de Von Willebrand (FvW) e o fator VIII, que são produzidos pelo endotélio. Eles também apresentam menor produção de fatores anticoagulantes, como Antitrombina III, Proteínas C e S, o que provoca um novo estado de delicado "equilíbrio" hemostático, que é sensível a perturbações provenientes do estresse cirúrgico, sangramento e hemodiluição. A presença de coagulação intravascular disseminada de baixo grau pode ocorrer mesmo após pequenos sangramentos, havendo o consumo de fibrinogênio e fatores de coagulação.[15]

A utilização de hemoderivados e hemocomponentes no intraoperatório é um fator independente de sobrevida no transplante hepático. Assim, o uso sistemático dos monitores da coagulação permite um manejo criterioso dos

hemoderivados, o que interfere positivamente no desfecho dos transplantes.

A avaliação da coagulação era habitualmente realizada através de exames laboratoriais convencionais como o tempo de protrombina, o tempo de tromboplastina ativada e a contagem do número de plaquetas. Estes exames analisam o plasma acelular e dessa forma avaliam somente 10% da geração de trombina, não considerando os componentes anticoagulantes da hemostasia nem o sistema fibrinolítico. Os testes de coagulação padrão de avaliação da geração de trombina não apresentam acurácia adequada, subestimando com frequência a geração de trombina nos pacientes cirróticos. Dessa forma, o TP demonstrou baixa correlação com sangramento intraoperatório em cirróticos submetidos a biópsia hepática.[16,17]

Os testes viscoelásticos (tromboelastografia ou tromboelastometria rotacional) determinam o nível de hemostasia dos pacientes com maior acurácia, apresentando alto valor preditivo negativo.[18] Estes testes utilizam amostras de sangue total para analisar de maneira dinâmica a interação entre os fatores pró-coagulantes, anticoagulantes, as plaquetas e o sistema fibrinolítico, representando melhor o modelo celular de coagulação. Entretanto, apresentam baixo valor preditivo positivo e por isso devem ser utilizados quando houver sangramento clínico evidente.[16,18]

O plasma fresco congelado (PFC) contém fatores I, II, V, VIII, IX, X, XIII, proteína C, proteína S e antitrombina III. O PFC deve ser transfundido quando houver sangramento associado a um tempo de coagulação (CT, *coagulation time*) maior que 80 segundos e A5 FIBTEM ≥ 8mm no EXTEM ou maior que 240 segundos no INTEM, após excluir a presença de heparina. Vale ressaltar, que os fatores de coagulação só devem ser corrigidos após a avaliação dos níveis de fibrinogênio expressos pela A5 ou A10 (amplitude em 5 ou 10 minutos) no FIBTEM, uma vez que o déficit de fibrinogênio prolonga o CT. A administração do complexo protrombínico pode ser preferido na presença de sobrecarga volêmica e para evitar reações transfusionais.[15,16,21]

O crioprecipitado ou o concentrado de fibrinogênio são utilizados quando a dosagem de fibrinogênio é menor que 100 mg/dL ou quando a amplitude em 5 minutos, A5 for menor que 25mm no EXTEM associado a A5 menor que 8mm no FIBTEM.[16,18]

A transfusão de aférese ou pool de plaquetas deve ser indicada com ponderação, pois o seu uso está associado a desfechos negativos.[20,21] Os cirróticos compensam a plaquetopenia com o aumento de fator de Von Willebrand (FvW) e redução da ADAMS-13 (*A Disintegrin And Metalloproteinase with a ThromboSpondin (type-1-motif, member13)*, uma protease que cliva o FvW). A transfusão está indicada quando a contagem de plaquetas for menor que 50.000/mm^3, ou o A5 no EXTEM for menor que 25 mm associado a A5 maior ou igual a 8 mm no FIBTEM.[15,16,18]

A hiperfibrinólise é comum durante o transplante hepático, ocorrendo em 60 a 80% dos casos, principalmente na fase anepática, de forma autolimitada e com duração de 30 a 180 minutos após a reperfusão. Os antifibrinolíticos não devem ser administrados de forma profilática, embora haja evidência sobre sua segurança nesta população, e podem ser utilizados quando a lise máxima do coágulo for superior a 15%.[1,15,18]

6. Quando é diagnosticada hipertensão pulmonar após introdução de cateter de artéria pulmonar, quais estratégias farmacológicas podem ser utilizadas e quando o transplante está contraindicado?

A presença de hipertensão pulmonar (HP) é frequente no paciente cirrótico e, na maioria dos casos, decorre do hiperfluxo da circulação sistêmica, que é uma adaptação cardiovascular da cirrose. A hipertensão pulmonar é classificada de acordo com os valores da pressão da artéria pulmonar média (PAPm) em leve (PAPm 25-35 mmHg), moderada (PAPm 35-45 mmHg) e grave

(PAPm > 45 mmHg). A hipertensão pulmonar secundária à hipertensão portal é denominada hipertensão porto-pulmonar (HPP). A HPP é caracterizada pela presença de PAPm > 25mmHg, RVP > 240 dyne·s·cm^{-5} e Pressão da artéria pulmonar ocluída < 15 mmHg, acometendo 5 a 8% dos candidatos a transplante hepático.[6]

A avaliação clínica do potencial candidato ao transplante deve investigar a presença de hipertensão pulmonar, inicialmente com ecocardiograma transtorácico e cateterização cardíaca, quando necessário. Os pacientes com hipertensão pulmonar são tratados ambulatorialmente e reavaliados quanto a resposta pressórica pulmonar. Nos casos de hipertensão pulmonar refratária e grave, o transplante pode ser contraindicado devido a elevada mortalidade perioperatória destes casos.[6]

As estratégias farmacológicas para redução da pressão arterial pulmonar, incluem: inibidores de fosfodiesterases tipo 5 e 3 (sildenafil e milrinona), prostaglandinas (epoprostenol) e antagonistas do receptor de endotelina (bosentan). Outras estratégias adotadas no perioperatório são o aumento da fração inspirada de oxigênio, a hiperventilação, a administração de óxido nítrico e de bicarbonato de sódio.[3,22,23]

No transplante hepático, quando a monitorização hemodinâmica (cateter de artéria pulmonar ou ecocardiograma transesofágico) sugere a presença de hipertensão pulmonar, o tratamento deve ser precoce, antecipando o momento de maior instabilidade hemodinâmica, que é a reperfusão do enxerto. Lembrando que as terapias farmacológicas, que reduzem a pressão arterial pulmonar, também atuam na circulação sistêmica.[23]

7. Quando é indicada a diálise intraoperatória?

A disfunção renal é comum durante o transplante hepático, especialmente após clampeamento vascular, fase anepática longa ou hipotensão prolongada. A utilização do MELD como critério de priorização na lista, aumentou a prevalência de pacientes com disfunção renal e estima-se que 18 a 42% dos pacientes possuem disfunção renal no momento do transplante.[24]

A terapia de substituição renal intraoperatória é indicada pelas equipes de anestesia, nefrologia e cirurgia, considerando o grau de disfunção renal prévia, uso prévio de diálise e gravidade do quadro, assim como as indicações emergenciais de diálise, como hipervolemia, acidose metabólica e hipercalemia refratária.

O anestesiologista deve avaliar o local de inserção do cateter de diálise, a composição da solução dialítica prescrita pela nefrologia e a técnica de diálise a ser implementada. A comunicação com a equipe de nefrologia é essencial para assegurar que a diálise respeite os objetivos eletrolíticos e hemodinâmicos de cada fase da cirurgia. O dialisato deve assegurar alcalose metabólica e um potássio sistêmico não maior que 4 mEq/L e o fluxo deve ser reavaliado durante a cirurgia, assim como a reposição de cálcio.[24-26]

8. Quais as principais alterações ocorrem durante a fase anepática e quais cuidados devem ser tomados antecipando a reperfusão do enxerto?

A fase anepática inicia com a exclusão vascular do fígado e termina com a sua reperfusão. Este período é caracterizado pela diminuição progressiva dos processos bioquímicos hepáticos até a sua completa interrupção, que ocorre com a hepatectomia.

Até a exclusão vascular definitiva, pode ocorrer deterioração do equilíbrio acidobásico secundário à isquemia hepática. O clampeamento total da veia cava inferior, provoca a diminuição de até 50% do retorno venoso, com redução acentuada do débito cardíaco.[1-4,6] Portanto, na ausência de *bypass* venovenoso, é recomendável a utilização de um vasopressor com atividade inotrópica associada, para minimizar esta alteração.[10]

Nesta etapa da cirurgia evita-se a reposição liberal de fluidos, em virtude da posterior recirculação do volume represado abaixo do *clamp* vascular, o que pode promover congestão hepática com prejuízo do enxerto.[1,2,4,6,10] Além disso, a perda sanguínea é reduzida, após a colocação dos *clamps* vasculares.

A presença de hiperfibrinólise é comum pela ausência de produção do fator de inibição do plasminogênio (PAI-2) e a ação não antagonizada do fator de ativação tecidual do plasminogênio (tPA). A hiperfibrinólise é auto-limitada e pode persistir até 180 minutos após a reperfusão do enxerto.[16]

Nesta etapa, há um acúmulo de fármacos com metabolização hepática, sendo necessário o ajuste na dose. Por esse motivo, prefere-se fármacos sem biotransformação hepática, como remifentanil e sevofluorano. Os fármacos imunossupressores são administrados após a hepatectomia, de acordo com protocolos institucionais, para garantir concentração plasmática máxima dos mesmos durante a reperfusão do enxerto.

O fígado atua na manutenção da glicemia através da neoglicogênese e captação de glicose mediada por insulina. Nesta etapa, esses processos são interrompidos e a monitorização da glicemia é fundamental para evitar desfechos negativos.[6] Entretanto, hipoglicemia não é comum por diferentes motivos como administração de corticosteroides em altas doses, uso de solução glicosada como diluição e liberação de glicose após a reperfusão (presente na solução de preservação do enxerto).[2]

O anestesiologista deve corrigir o equilíbrio acidobásico, os eletrólitos e a temperatura do paciente desde o início da cirurgia com o objetivo de atingir o melhor equilíbrio possível antes da reperfusão do enxerto. Ademais, durante a fase anepática há agravamento da acidose metabólica, decorrente da congestão portal e da isquemia de membros inferiores secundárias ao *clamp* da VCI, além de redução da capacidade de metabolização de ácidos orgânicos, acúmulo de citrato e liberação de ácidos provenientes do enxerto.[1,2,5,6,10] A correção da acidose metabólica é realizada com hiperventilação, que induz alcalose respiratória, e administração de bicarbonato de sódio. A correção da hipercalemia seguida da reposição de cálcio e magnésio é fundamental, pois a presença de hipercalemia antes da reperfusão do enxerto está associada a arritmias cardíacas. A diálise intraoperatória é uma estratégia válida em casos refratários, com evidência de bons desfechos e segurança na sua utilização.[24-26] A manutenção da temperatura central no limite superior da normalidade objetiva evitar os efeitos deletérios da hipotermia após a liberação do perfusato hepático frio.

9. Quais complicações podem ocorrer durante a reperfusão do enxerto? O que é síndrome de reperfusão? Há diferença entre doador vivo e doador cadáver?

A reperfusão hepática libera na circulação sistêmica ar, coágulos, debris e solução de preservação do enxerto (com alta concentração de potássio), que ao atingirem o coração direito e a circulação pulmonar, podem causar hipertensão pulmonar e aumento nas pressões das câmaras direitas, provocando falência ventricular e arritmias, associadas à hipercalemia.[1,2,4,10] O aumento da pressão no átrio direito pode abrir um forame oval patente oculto, causando embolismo paradoxal.[2] Além disso, a congestão pulmonar e a maior PVC, podem comprometer a perfusão e consequente vitalidade do enxerto.[27] Portanto, é importante preservar a contratilidade e a pós-carga do ventrículo direito. O processo é agravado pela hipotensão, que reduz a pressão de perfusão coronariana, o que agrava a disfunção ventricular com subsequente queda da pressão arterial média, gerando uma espiral de deterioração clínica.

A Síndrome de reperfusão é definida como um colapso cardiovascular, com queda da pressão arterial média maior que 30%, com duração mínima de 1 minuto, que ocorre nos primeiros 5 minutos após a reperfusão do enxerto hepático.[2,27-30] A síndrome de reperfusão é mais intensa em enxertos provenientes de doadores falecidos, embora a incidência desta síndrome não varie entre doadores vivos e falecidos.[29]

É caracterizada por hipotensão sistêmica e hipertensão pulmonar, com aumento da resistência vascular pulmonar, da PAP, PVC e redução da resistência vascular sistêmica. Além das alterações hemodinâmicas, a síndrome de reperfusão está associada a anormalidades na coagulação, no equilíbrio eletrolítico e ácido-base.[30]

A fisiopatologia desta síndrome é incerta, mas alguns fatores têm sido implicados como: hipercalemia, acidose, hipotermia, embolia (trombótica ou aérea) e liberação de substâncias vasoativas. Portanto, os fatores de risco relacionados à sua ocorrência são: ausência de *shunt* porto-cava, maior duração da isquemia fria, enxertos com função limítrofe e desproporção do tamanho do órgão em relação ao receptor.[30]

10. Quais as principais diferenças no manejo perioperatório entre o paciente hepatopata crônico e com insuficiência hepática aguda?

O manejo anestésico do paciente com insuficiência hepática aguda deve levar em consideração a presença alterações decorrentes da rápida instalação da encefalopatia e edema cerebral.

As adaptações sistêmicas decorrentes da cirrose hepática não são observadas na hepatite fulminante. Nestes casos, o anestesiologista deve atentar para medidas clínicas de redução do edema cerebral como cabeceira elevada em ângulo de 30°, manutenção de adequada pressão de perfusão cerebral e redução dos volumes sanguíneos cerebrais.[1,2] Também é recomendável controlar a $PaCO_2$, reservando a hiperventilação para situações de aumento abrupto da PIC.[1,2] As terapias osmóticas auxiliam no controle do edema cerebral e as mais utilizadas incluem o manitol (limitado em pacientes com função renal comprometida) e solução salina hipertônica, com alvo de sódio sérico de 145-155 mEq/L.[1,2,31] Em situações refratárias, os barbitúricos podem ser usados para reduzir o metabolismo cerebral, porém é recomendado vigilância hemodinâmica para ocorrência de hipotensão.[1,2]

A monitorização da pressão intracraniana, embora desejável, é um procedimento invasivo, cuja indicação é controversa devido à presença frequente de coagulopatia. É recomendada a correção da trombocitopenia até obter no mínimo 50.000 plaquetas/mm³ e um INR menor ou igual a 1,5.[1,2]

11. Quais cuidados devem ser tomados na fase neo-hepática e o que se espera dos exames laboratoriais?

A fase neo-hepática inicia com a reperfusão do enxerto, quando mediadores inflamatórios, sangue pouco oxigenado, solução de preservação do enxerto e íons potássio e hidrogênio atingem a circulação sistêmica. Portanto, é previsto instabilidade hemodinâmica, hipotermia, alterações eletrolíticas e acidobásicas. As principais alterações nos exames laboratoriais são a hipercalcemia, hipocalcemia e acidose metabólica. Além disso, ocorrem alterações nos testes de coagulação, sendo o principal fenômeno a fibrinólise e o conjunto das alterações conhecido como *clot lysis syndrome*.[1,2,5,6,15,16] Ações preventivas devem ser adotadas antes da reperfusão do enxerto, reduzindo o risco e a repercussão da síndrome de reperfusão do enxerto.

Em relação ao manejo hidroeletrolítico, está indicada a administração de cloreto de cálcio (1 a 2 g) para estabilização da membrana cardíaca e correção da hipocalcemia decorrente da reperfusão. Quanto ao potássio, deve-se realizar um tratamento agressivo, ainda durante a fase de dissecção, para evitar hipercalemia, com meta de potássio sérico abaixo de 4mEq/L.[1,2,4,10] O cloreto de cálcio e o bicarbonato de sódio (apresenta início de ação mais rápido) são fármacos de escolha no tratamento agudo da hipercalemia. Outras opções incluem a administração de albuterol e insulina, porém com início de ação mais lento.[1] A hiperventilação é uma estratégia emergencial, que pode ser útil para controle da acidose e hipercalemia. O bicarbonato de sódio ou THAM (tris hidroximetil aminometano) podem ser usados na correção da acidose metabólica.[3] Além disso, o uso do *cell saver* (ou outro sistema de recuperação sanguínea intraoperatória) pode prevenir o aumento de potássio secundário a transfusão maciça, assim como na transfusão autóloga, por ser menos ácida, com menores níveis de potássio e maior concentração de 2,3 difosfoglicerato.[10]

Os fármacos inotrópicos e/ou vasopressores são necessários para suporte hemodinâmico. Alguns estudos demonstram efeito benéfico do uso da atropina (0,4-1 mg) durante a reperfusão do enxerto, mesmo antes de qualquer sinal de disfunção cardíaca.[10,32] Antes do desclampeamento da veia cava inferior, recomenda-se a administração de um *bolus* de efedrina (5 mg) ou adrenalina (5 mcg) para manter uma PAM entre 85 e 100 mmHg.[2,10] Além disso, sugere-se manter fração inspirada de oxigênio em 100% com redução dos agentes inalatórios para minimizar a vasodilatação sistêmica. Durante a reperfusão, a equipe anestésica deve estar atenta e preparada para diagnosticar e tratar possíveis arritmias ou eventualmente até uma parada cardiorrespiratória. Casos refratários de síndrome de reperfusão foram tratados com sucesso com administração de azul de metileno (1-2 mg/kg).[27]

Na fase neo-hepática é comum haver distúrbios de coagulação, em geral secundários a hiperfibrinólise. Há aumento abrupto do ativador de plasminogênio tecidual produzido pelas células do enxerto, liberação de heparina e substâncias heparinoides provenientes da solução de preservação. Porém, outras alterações podem estar presentes como deficiência da síntese de fatores de coagulação, coagulopatia dilucional, trombocitopenia, alterações da função plaquetária e disfibrinogenemias, que podem ser agravadas pela hipotermia pós-reperfusão.[3]

Nessa etapa, os sinais de adequada função do enxerto podem ser observados ainda na sala operatória como necessidade de cálcio diminuída, melhora na acidose, aumento do volume urinário, elevação na temperatura central e produção de bile.[1]

Referências Bibliográficas

1. Wray CL, Klinck JR, Steadman RH. Anesthesia for Abdominal Organ Transplantation, em: Gropper MA, Cohen NH, Eriksson L, Fleisher LA, Leslie K, et al. Miller's Anesthesia, 9. ed. Philadelphia: Elsevier, 2020;1960-92.

2. Robertson AC, Pilla MA, Sandberg WS. Anesthesia for Liver Surgery and Transplantation, em: Longnecker DE, Mackey SC, Newman MF, Sandberg WS, Zapol WM. Anesthesiology. 3.eEd. New York: Mc Graw Hill Education, 2018;971-99.

3. Adelmann D, Kronish K, Ramsay MA. Anesthesia for Liver Transplantation. Anesthesiology Clinics, 2017;35(3):491-508. https://doi.org/10.1016/j.anclin.2017.04.006.

4. Dalal A. Anesthesia for liver transplantation. Transplantation Reviews, 2016;30(1): 51-60. https://doi.org/10.1016/j.trre.2015.05.003.

5. Kashimutt S, Kotzé A. Anaesthesia for liver transplantation. BJA Education, 2017;1:35-40. https://doi.org/10.1093/bjaed/mkw031.

6. Barjaktarevic I, Cortes Lopez R, Steadman R, Wray C, Qadir N, et al. Perioperative Considerations in Liver Transplantation. Seminars in Respiratory and Critical Care Medicine, 2018;39(5):609-624. https://doi.org/10.1055/s-0038-1675333.

7. Ruiz-Del-Arbol L, Serradilla R. Cirrhotic cardiomyopathy. World Journal of Gastroenterology, 2015;21(41):11502-21. https://doi.org/10.3748/wjg.v21.i41.11502.

8. UPTODATE. Anesthesia for liver transplantation. (2020). Disponível em: https://www.uptodate.com/contents/anesthesia-for-liver-transplantation?search=anesthesia%20liver%20transplantation&source=search_result&selectedTitle=1~150&usage_type=default&display_rank=1. Acesso em: 05 out. 2020.

9. Mazzaferro V, Regalia E, Doci R, et al. Liver Transplantation for the Treatment of Small Hepatocellular Carcinomas in Patients with Cirrhosis. NEJM, 1996;334:693-700.

10. Brezeanu LN, Brezeanu RC, Diculescu M, Droc G. Anaesthesia for Liver Transplantation: An Update. The Journal of Critical Care Medicine, 2020;6(2): 91-100. https://doi.org/10.2478/jccm-2020-0011.

11. Lee M, Weinberg L, Pearce B, Scurrah N, Story DA, et al. Agreement in hemodynamic monitoring during orthotopic liver transplantation: a comparison of FloTrac/Vigileo at two monitoring sites with pulmonary artery catheter thermodilution. Journal of Clinical Monitoring and Computing, 2017;31(2): 343-51. https://doi.org/10.1007/s10877-016-9840-x.

12. Aithal GP, Palaniyappan N, Härmälä S, Macken L, Ryan JM, et al. Guidelines on the management of ascites in cirrhosis. BMJ, 2020;70:9-29. https://doi.org/10.1136/gutjnl-2020-321790.

13. Wagener G, Gubitosa G, Renz J, Kinkhabwala M, Brentjens T, et al. Vasopressin Decreases Portal Vein Pressure and Flow in the Native Liver During Liver Transplantation. Liver Transplantation, 2008;46,1664-70. https://doi.org/10.1002/lt.21602.

14. Kim JH. Should Low Central Venous Pressure Be Maintained during Liver Transplantation? The Open Anesthesiology Journal, 2017;11(1),17-28. https://doi.org/10.2174/1874321801711010017.

15. Forkin KT, Colquhoun DA, Nemergut EC, Huffmyer JL. The Coagulation Profile of End-Stage Liver Disease and Considerations for Intraoperative Management. Anesthesia and Analgesia, 2018;126(1):46-61. https://doi.org/10.1213/ANE.0000000000002394.

16. Bezinover D, Dirkmann D, Findlay J, Guta C, Hartmann M, et al. Perioperative coagulation management in liver transplant recipients. Transplantation, 2018;102(4):578-592. https://doi.org/10.1097/TP.0000000000002092.

17. Ewe K. Bleeding after liver biopsy does not correlate with indices of peripheral coagulation. Dig Dis Sci, 1981;26:388-93.

18. Blaine KP, Sakai T. Viscoelastic Monitoring to Guide Hemostatic Resuscitation in Liver Transplantation Surgery. Seminars in Cardiothoracic and Vascular Anesthesia, 2018;22(2),150-63. https://doi.org/10.1177/1089253217739121.

19. Chow JH, Lee K, Abuelkasem E, Udekwu OR, Tanaka KA. Coagulation Management During Liver Transplantation: Use of Fibrinogen Concentrate, Recombinant Activated Factor VII, Prothrombin Complex Concentrate, and Antifibrinolytics. Seminars in Cardiothoracic and Vascular Anesthesia, 2018;22(2):164-173. https://doi.org/10.1177/1089253217739689.

20. Görlinger K, Pérez-Ferrer A, Dirkmann D, Saner F. The role of evidence-based algorithms for rotational thromboelastometry-guided bleeding management. Korean Journal of Anesthesiology, 2019;72(4):297-322. https://doi.org/10.1201/b16163-7.

21. Chin JL, Hisamuddin SH, O'Sullivan A, Chan G, McCormick PA. Thrombocytopenia, Platelet Transfusion, and Outcome Following Liver Transplantation. Clinical and Applied Thrombosis/Hemostasis, 2014;22(4):351-60. https://doi.org/10.1177/1076029614559771.

22. Kandil S. Intraoperative anesthetic management of the liver transplant recipient with portopulmonary hypertension. Current Opinion in Organ Transplantation, 2019;24(2):121-130. https://doi.org/10.1097/MOT.0000000000000613.

23. Krowka MJ, Fallon MB, Kawut SM, Fuhrmann V, Heimbach JK, et al. International liver transplant society practice guidelines: Diagnosis and management of hepatopulmonary syndrome and portopulmonary hypertension. Transplantation, 2016;100(7):1440-52. https://doi.org/10.1097/TP.0000000000001229.

24. Zieniewicz K, Krawczyk M, Giercuszkiewicz D. Intraoperative Dialysis During Liver Transplantation. Transplantation Procedures, 2020;52(8):2454-8. https://doi.org/10.1016/j.transproceed.2020.01.129.

25. Sedra AH, Strum E. The role of intraoperative hemodialysis in liver transplant patients. Current Opinion in Organ Transplantation, 2011;16(3):323-5. https://doi.org/10.1097/MOT.0b013e328346c8a2.

26. Nadim MK, Annanthapanyasut W, Matsuoka L, Appachu K, Boyajian M, et al. Intraoperative Hemodialysis During Liver Transplantation : A Decade of Experience. Liver Transplantation, 2014;20:756-764. https://doi.org/10.1002/lt.

27. Hall TH, Dhir A, Hall TH. Anesthesia for Liver Transplantation. Seminars in Cardiothoracic and Vascular Anesthesia, 2013;17(3):180-94. https://doi.org/10.1177/1089253213481115.

28. Jeong SM. Postreperfusion syndrome during liver transplantation. Korean Journal of Anesthesiology, 2015;68(6):527-39. https://doi.org/10.4097/kjae.2015.68.6.527.

29. Ayanoglu HO, Ulukaya S, Tokat Y. Causes of postreperfusion syndrome in living or cadaveric donor liver transplantations. Transplantation Proceedings, 2003;35(4):1442-1444. https://doi.org/10.1016/S0041-1345(03)00483-4.

30. Siniscalchi A, Gamberini L, Laici C, Bardi T, Ercolani G, et al. Post reperfusion syndrome during liver transplantation: From pathophysiology to therapy and preventive strategies. World Journal of Gastroenterology, 2016;22(4):1551-69. https://doi.org/10.3748/wjg.v22.i4.1551.

31. Wendon J, Cordoba J, Dhawan A, Larsen FS, Manns M, et al. EASL Clinical Practical Guidelines on the management of acute (fulminant) liver failure. Journal of Hepatology, 2017;66(5):1047-81. https://doi.org/10.1016/j.jhep.2016.12.003.

32. Bueno FS, Ramirez P, Parrilla P. Atropine Prophylaxis of the Postreperfusion Syndrome in Liver Transplantation. Transplantation Proceedings,1999;31(6):2377.

Anestesia para Aneurisma Intracraniano

12

Pedro Demarqui Ramos
Domingos Dias Cicarelli

Caso Clínico

Paciente feminina, 38 anos, chega à emergência com queixa de cefaleia de forte intensidade, náuseas e vômitos. Uma hora após a entrada no serviço de emergência apresenta perda de consciência por 4 minutos. Desperta confusa. Ao exame físico inicial, escala de coma de Glasgow (GCS) de 14, pupilas fotorreagentes e isocóricas, sem déficits focais, com PA de 170 x 110 mmHg, FC de 100 bpm e FR de 20 irpm. Nega antecedentes cirúrgicos ou clínicos prévios, exceto tabagismo 1 maço por dia por 15 anos e uso de ACO interrompido há 2 meses. Exames laboratoriais: hemograma e eletrólitos normais, CPK e CK-MB discretamente elevados, sem outras alterações (onde: PA significa pressão arterial, FR significa frequência respiratória, FC significa frequência cardíaca, ACO significa anticoncepcional oral, CPK significa creatinafosfoquinase e CK-MB significa isoenzima creatinaquinase fração miocárdica).

1. **Cite 3 diagnósticos para o quadro clínico apresentado? Explique qual o mais provável neste contexto e como pode ser feito o seu diagnóstico.**

   1. Hemorragia subaracnóidea (HSA)
   2. Trombose venosa cerebral
   3. Síndrome da vasoconstrição cerebral reversível

O contexto de uma cefaleia súbita ou rapidamente progressiva e de forte intensidade - ou "*Thunderclap Headache*", presente em aproximadamente 50% dos casos de hemorragia subaracnóidea - é suficiente para suscitar a hipótese diagnóstica de HSA. Corroboram para seu diagnóstico nesse caso o sexo feminino, a alteração no nível de consciência, presente em aproximadamente 26% dos casos, sendo frequentemente transitória e com duração variável de 1-10 minutos. Além das náuseas e vômitos, com prevalência aproximada de 69-76% dos casos e elevação da pressão arterial e antecedente de tabagismo.

Outras características frequentemente associadas ao diagnóstico de HSA com maior especificidade são:

- Hemorragias pré-retinianas à fundoscopia
- Meningismo e rigidez nucal (Razão de verossimilhança positiva de aproximadamente 6,6)
- Crises convulsivas e diplopia aguda

Apesar de certos sinais e sintomas aumentarem ou diminuírem a probabilidade de HSA, nenhuma característica isoladamente foi suficientemente capaz de excluir ou definir o diagnóstico de certeza e cerca de 40% dos pacientes se apresentam despertos, alertas e sem comprometimento neurológico, sendo absolutamente necessário um alto grau de suspeição e a realização precoce de tomografia de crânio (TC) sem contraste (idealmente antes de 6h do *ictus*, com sensibilidade próxima a 100% quando analisada por especialistas) e testes adicionais como punção lombar, angiografia ou ressonância magnética se TC negativa em pacientes com alto valor preditivo pré-teste ou realizada após 6h do evento inicial.

Outra forma de diagnóstico é através da punção lombar, na qual devemos avaliar a pressão de abertura, bioquímica habitual e celularidade liquórica, além da inspeção visual para pesquisa de xantocromia. Angiografia cerebral ou ressonância magnética nuclear também podem ser utilizadas.

2. Encaminhada ao serviço de imagem para realização de TC de crânio que evidenciou um sangramento subaracnóideo laminar à direita. Quais são os sinais e sintomas da HSA? Explique sua fisiopatologia.

A apresentação clássica da HSA é a de uma cefaleia intensa e aguda ou hiperaguda, tipicamente descrita como "a pior dor de cabeça da vida", podendo ser localizada ou difusa. Os sinais e sintomas mais comumente associados são as náuseas e vômitos, rigidez nucal e perda transitória da consciência. A lombalgia pode acompanhar o meningismo, que se origina a partir de um mecanismo de meningite asséptica. Alteração do nível de consciência é frequente, apesar de rebaixamentos profundos e coma serem raros. Crises convulsivas ocorrem em menos de 10% dos casos nas primeiras 24h, porém são preditores de desfechos desfavoráveis. HSA também pode se manifestar como morte súbita, uma vez que cerca de 22% dos pacientes morrem antes de chegar ao serviço de saúde. Alguns pacientes podem apresentar sintomas premonitórios, como a cefaleia sentinela (prevalente em cerca de 10-43% dos pacientes com HSA aneurismática), podendo se iniciar dias ou até semanas antes do evento. Ao exame físico também são frequentes os achados de hipertensão e qualquer sinal neurológico pode estar presente a depender da localização do sangramento, da presença de edema cerebral e hidrocefalia, isquemia cerebral, hematoma ou aumento da pressão intracraniana. Dentre eles, chamam a atenção alterações de pares cranianos, como paralisia do nervo oculomotor e abducente, hemiparesia, afasia, heminegligência visuoespacial, abulia, oftalmoplegia e hemianopsia e sintomas bulbares.

A fisiopatologia da HSA envolve mais comumente o preenchimento do espaço subaracnóideo com sangue originado da ruptura de aneurismas saculares adquiridos, apesar de em alguns raros casos envolver aneurismas micóticos de origem infecciosa ou fusiformes congênitos. Os aneurismas saculares são finas projeções da parede arterial sem túnica média e elástica ou com essas camadas muito finas e frágeis, de etiologia multifatorial, por esgarçamento e desgaste secundários ao estresse hemodinâmico, fluxo turbilhonar, hipertensão, tabagismo e doenças do tecido conjuntivo. O sangue arterial sob alta pressão rapidamente se mistura ao líquor e leva a aumento da pressão intracraniana gerando sintomas agudos. Além de se dispersar por ventrículos, o sangue pode atingir o espaço epidural e o parênquima cerebral a depender da localização do aneurisma.

3. Quais as localizações mais frequentes de aneurismas intracranianos? Qual o risco de ressangramento para um paciente com HSA?

Os aneurismas intracranianos se desenvolvem geralmente em áreas de fluxo turbilhonar em bifurcações vasculares no polígono de Willis, sendo mais comuns na artéria comunicante anterior, artéria comunicante posterior e carótida interna, artéria cerebral média, e por último na artéria basilar e circulação posterior e distalmente ao polígono de Willis. O risco de ressangramento varia de 8-23% dos casos nas primeiras 72h do evento, sendo mais comum no primeiro dia.

4. Encontrados dois aneurismas intracranianos: um menor na artéria comunicante anterior e outro maior na artéria cerebral média direita. Optado inicialmente pela embolização do menor no serviço de hemodinâmica. Explique o manejo anestésico desse paciente para embolização de aneurisma intracraniano.

A compreensão da neurofisiologia é parte fundamental do manejo anestésico do paciente com HSA que será submetido a embolização aneurismática. Os principais objetivos são manter a pressão de perfusão cerebral (PPC), evitar alterações súbitas na pressão intracraniana (PIC) e controlar o gradiente de pressão transmural do aneurisma, além de garantir o melhor campo cirúrgico com "relaxamento" cerebral e permitir um rápido despertar para avaliação neurológica precoce em pacientes selecionados.

A pressão arterial média deve ser ideal para manter a PPC, sem exceder valores que comprometam o gradiente de pressão transmembrana e aumentem o sangramento ou risco de ressangramento aneurismático.

Os pontos críticos do procedimento são a laringoscopia e a intubação orotraqueal, o processo de posicionamento e os momentos de maior e menor estímulo cirúrgico sob anestesia com tendência à hiper ou hipotensão. A maior parte dos casos será realizada sob regime de urgência em pacientes em jejum, porém nem todos os pacientes poderão receber uma avaliação pré-anestésica ideal ou preparo pré-operatório ótimo. O uso de medicação pré-anestésica deve ser individualizado de acordo com o nível de ansiedade e a maneira como essa possa interferir no manejo pressórico do paciente, a capacidade de manter nível neurológico e rápido despertar pós-operatório. A reserva de leito de terapia intensiva e de hemocomponentes é mandatória.

A monitorização invasiva da pressão arterial é fortemente recomendada quando disponível, além da obtenção de acesso venoso periférico calibroso e acesso venoso central, apesar do menor risco potencial de sangramento em relação à clipagem clássica. Todavia, quando ocorre rompimento ou ressangramento importante no processo de embolização, não há acesso cirúrgico disponível e o risco de óbito é alto

A monitorização padrão com cardioscopia, oximetria, temperatura e débito urinário é fortemente recomendada, uma vez que o manejo volêmico deve ser fino e pode ser influenciado por diuréticos usados nas medidas de "neurorrelaxamento".

A indução anestésica preferível é venosa, com uso de opioides e relaxantes musculares adespolarizantes. Propofol é o agente preferido de indução e manutenção por sua propriedade de reduzir o fluxo sanguíneo cerebral e a taxa metabólica, com efeitos neuroprotetores, porém, etomidato e tiopental podem ser alternativas viáveis quando o propofol não pode ser utilizado. O remifentanil é recomendado como opioide por sua fácil e rápida titulação. Outros adjuvantes como lidocaína e esmolol também podem ser considerados. Agentes voláteis podem ser utilizados, sendo o sevoflurano o mais comum em nosso meio, por causar menos alterações no fluxo sanguíneo cerebral até 1 CAM, mas sem efeito neuroprotetor. Em doses maiores, pode levar a vasodilatação cerebral, promovendo aumento da PIC. O tubo deve ser fixado sem amarras para não prejudicar o retorno venoso e os olhos devem ser protegidos.

5. Quais as complicações durante a realização do procedimento de embolização?

As principais complicações durante a embolização aneurismática são o rompimento intraoperatório e o sangramento ou ressangramento do aneurisma e os eventos tromboembólicos relacionados à embolização e isquemia cerebral.

6. Transcorrido o procedimento anterior sem intercorrências, agenda-se para o dia seguinte a clipagem do aneurisma da artéria cerebral média direita. Quais são os objetivos na indução e manutenção da anestesia nesse paciente durante uma craniotomia?

As medidas de neuroproteção e monitorização são similares tanto na embolização quanto na craniotomia para clipagem aneurismática, objetivando manutenção da PAM e PPC, otimização da PIC e controle do gradiente de pressão transmural do aneurisma. Os pontos críticos do procedimento continuam sendo a laringoscopia e a intubação orotraqueal, o processo de posicionamento e os momentos de maior e menor estímulo cirúrgico sob anestesia com tendência à hiper ou hipotensão, porém torna-se fundamental promover anestesia do escalpe ou infiltração local para pinagem e confecção de flap ósseo.

7. Quais os efeitos da hipoxemia e hipercapnia no fluxo sanguíneo cerebral (FSC)?

A hipercapnia e a hipoxemia causam aumento do fluxo sanguíneo cerebral e consequentemente agravamento da hipertensão intracraniana, porém a hipocapnia excessiva pode reduzir o fluxo sanguíneo cerebral a ponto de gerar isquemia e o excesso de PaO_2 pode causar vasoconstrição cerebral sem melhorar a ventilação.

8. Explique a reposição volêmica dessa paciente.

O alvo volêmico para essa paciente é a normovolemia até a clipagem, após a qual um balanço levemente positivo está associado a menor incidência de vasoespasmo. Para tanto, podem ser usados cristaloides ou coloides, levando-se em consideração a possibilidade e presença de hipertensão intracraniana e distúrbios hidroeletrolíticos associados. A reposição volêmica deve ser guiada por metas, e a monitorização de parâmetros de fluidorresponsividade e sobrecarga volêmica é recomendada.

9. Após a retirada da calota craniana o cirurgião queixa-se que o cérebro se encontra "inchado". O que pode ser feito para melhorar a exposição?

Dentre as técnicas de relaxamento cerebral que podem ser aplicadas a este caso, uma opção é a administração de manitol na dose de 0,25-2 g/kg para a redução do conteúdo aquoso cerebral através da criação de um gradiente osmótico, com pico de efeito entre 30-45 minutos após a infusão. A administração deve ser lenta, em 20 minutos para evitar alterações abruptas da PIC e reduzir o risco de rompimento aneurismático. A furosemida pode ser utilizada em conjunto, com cuidado para não promover excesso de diurese e hipovolemia. Hiperventilação moderada transitória (mantendo $PaCO_2$ entre 30-35 mmHg) pode ser utilizada para reduzir o fluxo sanguíneo cerebral e reduzir o conteúdo líquido cerebral.

10. Qual o propósito da hipotensão controlada? Como podemos implementá-la? Quais suas vantagens e desvantagens?

O objetivo da hipotensão controlada é reduzir o risco de sangramento aneurismático na clipagem. A técnica consiste em manter a pressão arterial ligeiramente próxima da basal (até 20-30% menor) durante a clipagem arterial proximal de forma a promover a circulação sanguínea colateral e manter a perfusão cerebral com menor risco de rompimento e sangramento através de medicações anestésicas ou vasodilatadoras. Os potenciais danos dessa técnica consistem no risco aumentado de isquemia cerebral, hemostasia local inadequada com risco de ressângramento tardio, complicações cardiovasculares e disfunção renal pós-operatória.

11. Comente sobre medidas de proteção cerebral durante essa cirurgia

As principais medidas de proteção cerebral nesta cirurgia são o controle fino da pressão arterial de forma a garantir a pressão de perfusão cerebral adequada, o controle de distúrbios hidroeletrolíticos e manutenção da volemia, ventilação, oximetria, normoglicemia, uso de propofol e anestesia venosa com plano anestésico ideal, normotermia, controle da dor e drenagem venosa da cabeça adequadas. Em última instância, todas essas medidas servem como medidas para evitar aumento da PIC ou controle da mesma para manter a perfusão cerebral adequada e minimizar o risco de sangramento ou ressângramento aneurismático.

12. A extubação dessa paciente pode ser feita ao término da anestesia?

Sim, é recomendado extubação e recuperação neurológica precoce para avaliação de funcionalidade neuronal logo após o procedimento.

13. No 3º PO, essa paciente desenvolve hemiparesia à esquerda. TC de crânio sem alterações. Qual o provável diagnóstico?

O provável diagnóstico é de vasoespasmo arterial.

14. Explique o que é o vasoespasmo cerebral, suas causas e fisiopatologia.

O vasoespasmo cerebral induzido pela hemorragia subaracnóidea é definido como o estreitamento da luz arterial associado a disfunção circulatória. Sua fisiopatologia envolve a contração sustentada da musculatura lisa arterial levando a alterações da parede do vaso, como hiperplasia da íntima, fibrose subendotelial, depósito de colágeno e proliferação de células musculares lisas. Sua causa na maioria das vezes é secundária ao rompimento aneurismático, mas pode ser causado também por más-formações arteriovenosas, vasculites e traumas.

15. Cite algumas medidas preventivas e o seu tratamento.

O nimodipino é recomendado rotineiramente como profilaxia de vasoespasmo em todos os pacientes com HSA aneurismática. Classicamente, a terapia hiperdinâmica com hemodiluição, hipertensão e hipervolemia, é utilizada para profilaxia e tratamento de vasoespasmo, apesar de haver poucos ensaios clínicos randomizados que comprovem sua eficácia. O uso de eritropoetina se mostra promissor para reduzir a incidência de vasoespasmos, porém ainda são necessários mais estudos. O tratamento do vasoespasmo pode ser ainda realizado com papaverina intra-arterial ou angioplastia por balão.

Referências Bibliográficas

1. Landtblom AM, Fridriksson S, Boivie J, Hillman J, Johansson G, Johansson I. Sudden onset headache: a prospective study of features, incidence and causes. Cephalalgia. 2002 Jun;22(5):354-60. doi: 10.1046/j.1468-2982.2002.00368.x. PMID: 12110111.

2. Ducros A, Bousser MG. Thunderclap headache. BMJ. 2013 Jan 8;346:e8557. doi: 10.1136/bmj.e8557. PMID: 23303883.

3. Linn FH, Rinkel GJ, Algra A, van Gijn J. Headache characteristics in subarachnoid haemorrhage and benign thunderclap headache. J Neurol Neurosurg Psychiatry. 1998 Nov;65(5):791-3. doi: 10.1136/jnnp.65.5.791. PMID: 9810961; PMCID: PMC2170334.

4. Carpenter CR, Hussain AM, Ward MJ, Zipfel GJ, Fowler S, et al. Spontaneous Subarachnoid Hemorrhage: A Systematic Review and Meta-analysis Describing the Diagnostic Accuracy of History, Physical Examination,

Imaging, and Lumbar Puncture With an Exploration of Test Thresholds. Acad Emerg Med. 2016 Sep;23(9):963-1003. doi: 10.1111/acem.12984. Epub 2016 Sep 6. PMID: 27306497; PMCID: PMC5018921.

5. Claassen J, Park S. Spontaneous subarachnoid haemorrhage. Lancet. 2022 Sep 10;400(10355):846-862. doi: 10.1016/S0140-6736(22)00938-2. Epub 2022 Aug 16. PMID: 35985353; PMCID: PMC9987649.

6. Schievink WI. Intracranial aneurysms. N Engl J Med. 1997 Jan 2;336(1):28-40. doi: 10.1056/NEJM199701023360106. Erratum in: N Engl J Med 1997 Apr 24;336(17):1267. PMID: 8970938.

7. Lindbohm JV, Kaprio J, Jousilahti P, Salomaa V, Korja M. Risk Factors of Sudden Death From Subarachnoid Hemorrhage. Stroke. 2017 Sep;48(9):2399-2404. doi: 10.1161/STROKEAHA.117.018118. Epub 2017 Jul 24. PMID: 28739833.

8. Polmear A. Sentinel headaches in aneurysmal subarachnoid haemorrhage: what is the true incidence? A systematic review. Cephalalgia. 2003 Dec;23(10):935-41. doi: 10.1046/j.1468-2982.2003.00596.x. PMID: 14984225.

9. Tang C, Zhang TS, Zhou LF. Risk factors for rebleeding of aneurysmal subarachnoid hemorrhage: a meta-analysis. PLoS One. 2014 Jun 9;9(6):e99536. doi: 10.1371/journal.pone.0099536. PMID: 24911172; PMCID: PMC4049799.

10. Inagawa T, Kamiya K, Ogasawara H, Yano T. Rebleeding of ruptured intracranial aneurysms in the acute stage. Surg Neurol. (1987) 28:93-9. doi: 10.1016/0090-3019(87)90079-6.

Anestesia para Cirurgia Cardíaca

13

Guilherme Mota Filho
Henrique Ryu Yamanaka Nakano
José Otávio Costa Auler Júnior

Caso Clínico

Um paciente de 58 anos, masculino, 87 kg, 162 cm, hipertenso mal controlado, dislipidêmico e diabético está em uso de metformina, liraglutida, insulina NPH, rosuvastatina e clopidogrel. Diagnosticado com infarto do miocárdio há 2 meses com cinecoronarioangiografia com lesão triarterial, aneurisma de ventrículo esquerdo (VE) e insuficiência da valva mitral com rotura da cordoalha e fração de ejeção do ventrículo esquerdo (FEVE) de 37%. Em uso de marcapasso DDD-R. Fazia acompanhamento médico por hipertrofia prostática benigna com indicação cirúrgica de ressecção transuretral prostática (RTU) e apresenta há 1 semana lesão em perna esquerda.

1. Quais as características do marcapasso deste paciente e como classificar os marcapassos?

Para entender o nome e as características deste marcapasso, é necessário conhecer o código de nomenclatura de marcapassos e cardiodesfibriladores.

O código de nomenclatura mais utilizado atualmente é o "NBG 2002" desenvolvido pelos grupos NASPE (North American Society of Pacing and Electrophysiology) e BPEG (British Pacing Group). Tal código, que surgiu a partir da aprimoração e simplificação de modelos anteriores, é composto por cinco letras, detalhadas na tabela a seguir.

Código de marca-passo genérico revisado da North American Society of pacing and electrophysiology/British pacing and electrophysiology group (NBG)

Posição I	Posição II	Posição III	Posição IV	Posição V
Câmara(s) de marca-passo	Câmara(s) detectoras(s)	Resposta(s) à detecção	Programabilidade	Marca-passo multissítio
Q = nenhum	Q = nenhuma	Q = nenhuma	Q = nenhuma	Q = nenhuma
A = átrio	A = átrio	I = inibida	R = modulação da frequência (rate)	A = átrio
V = Ventrículo	V = Ventrículo	T = deflagrada (triggered)		V = Ventrículo
D = dupla (A + V)	D = dupla (A + V)	D = dupla (T + I)		D = dupla (A + V)

A posição I representa a(s) câmara(s) com controle de ritmo, ao passo que a posição II corresponde à(s) câmara(s) com sensibilidade. Cada uma delas recebe uma letra (Q, A, V ou D), de acordo com a tabela acima. A posição III descreve a resposta ao evento detectado, que pode ser inibida (I), deflagrada (T) ou dupla (D). A posição IV diz respeito a modulação de frequência e sua letra pode ser R, quando há modulação, ou Q, quando não há. A posição V se refere a marcapassos de estimulação de múltiplos sítios e sua letra representa o local onde a estimulação foi implantada, contudo muitas vezes não é utilizada na prática.

Sendo assim, podemos inferir que o marcapasso do paciente acima, classificado como DDD-R, apresenta estimulação atrial e ventricular ("dupla"), sensibilidade atrial e ventricular ("dupla"), resposta deflagrada e inibida ("dupla") e modulação de frequência.

2. **Como avaliar o *status* cardíaco desse paciente antes de uma cirurgia não-cardíaca eletiva? Qual cirurgia deve ser feita primeiro, caso o paciente tenha que realizar RTU de próstata por hipertrofia prostática benigna? E no caso de abscesso purulento em perna?**

Todo paciente deve passar por uma avaliação do *status* cardíaco antes da realização de qualquer cirurgia não-cardíaca eletiva. Caso o paciente apresente sinais de cardiopatia descompensada,

o procedimento não deverá ser realizado antes da compensação da doença cardíaca de base. Pacientes com insuficiência coronariana com indicação de revascularização miocárdica ou de angioplastia, insuficiência cardíaca congestiva, arritmias graves ou valvopatias descompensadas, não devem ser submetidos a procedimentos não-cardíacos eletivos antes da compensação da patologia cardíaca. No caso em questão, o paciente deverá realizar primeiro a revascularização do miocárdio associado a aneurismectomia de VE e plastia da valva mitral, antes da RTU de próstata. Contudo, pacientes com necessidade de cirurgias de urgência/emergência, como um abscesso purulento na perna, não terão tempo hábil para compensação da doença cardíaca de base. Nesses casos, os pacientes serão submetidos primeiro à cirurgia não-cardíaca de urgência, tentando otimizar ao máximo possível as condições clínicas do paciente.

3. **Paciente realizará revascularização do miocárdio (RM), aneurismectomia do VE e plastia da valva mitral. Quais testes devem ser pedidos, quais medicações devem ser mantidas ou retiradas e porque durante a avaliação pré-anestésica?**

Durante a avaliação pré-anestésica, deverão ser solicitados os seguintes testes:

- ECOTT: Ecocardiografia transtorácica é um exame fundamental para procedimentos cardíacos a fim de avaliar a função sistólica e diastólica do paciente, além de alterações valvares e anatômicas.

- ECG de 12 derivações
- Enzimas cardíacas e peptídeo natriurético tipo B (BNP)
- Eletrólitos
- Hemograma, coagulograma, plaquetas

Quanto às medicações em uso, deveremos manter:

- Betabloqueadores
- Estatinas
- AAS
- Insulina NPH (alterar dose na noite anterior e dia da cirurgia)

- Deverão ser suspensas:
  - Clopidogrel
  - Liraglutida
  - Metformina

4. Como é feita a indução e manutenção da anestesia nesse caso? Na cirurgia não-cardíaca e na cardíaca?

Podemos realizar uma sedação intravenosa antes de punção arterial para a instalação de pressão arterial invasiva (PAi), para reduzir a ansiólise e o consumo miocárdico de oxigênio (O_2). Evitar benzodiazepínicos em pacientes muito idosos devido ao risco aumentado de delirium. Desta forma podemos realizar a indução com a monitorização contínua da pressão arterial através da PAi a fim de garantir a maior estabilidade hemodinâmica possível. Devemos avaliar o *status* hemodinâmico do paciente antes da indução, pois é um dos momentos mais críticos do ato anestésico. Caso haja necessidade, realizar a reposição volêmica e/ou início de drogas vasoativas (dobutamina/norepinefrina) antes mesmo da indução. Devemos optar pelo uso de drogas hipnóticas cardioestáveis como midazolam, etomidato

e cetamina, garantindo analgesia adequada, pois devemos prevenir ao máximo o estímulo simpático da laringoscopia nesses pacientes cardiopatas.

Para a manutenção da anestesia, não há até o momento evidências fortes o bastante que indiquem a superioridade da anestesia geral balanceada sobre a anestesia venosa total em relação a morbimortalidade perioperatória. Em pacientes cardiopatas objetivamos o controle de frequência cardíaca e ritmo, reposição volêmica adequada guiada por metas, uso de vasopressores e/ou vasodilatadores e uso de inotrópicos positivos ou negativos sempre guiados pelos parâmetros de monitorização intraoperatória.

Os bloqueadores neuromusculares são indicados mesmo durante a circulação extracorpórea (CEC) para prevenir movimentos diafragmáticos e o tremor causado pela hipotermia. O tremor pode aumentar o consumo de oxigênio em até 486%. Há prolongamento dos efeitos dos bloqueadores neuromusculares em pacientes hipotérmicos.

5. Quais são os monitores para a cirurgia cardíaca? O que é o teste de Allen? O que é e para que serve o cateter de artéria pulmonar (Swan-Ganz), o Vigileo e o Ecotransesofágico?

O Teste de Allen é uma manobra clínica utilizada para avaliação da perfusão arterial da extremidade superior do paciente através da identificação e avaliação das artérias radial e ulnar. Em um paciente sadio, apenas uma das artérias é capaz de perfundir e irrigar o território arterial de toda a mão, sem comprometimento isquêmico. Alguns pacientes possuem dependência de uma dessas artérias para a perfusão e uma consequente redução do fluxo sanguíneo nessa artéria dominante pode causar uma isquemia da mão. Portanto, tal manobra é fundamental para a cateterização arterial e obtenção da monitorização da PAi com maior segurança nos membros superiores. Lembrar que mesmo um teste normal não é capaz de eliminar completamente os riscos de má perfusão após a passagem do cateter. A manobra é realizada idealmente com o paciente acordado, elevando o membro a ser puncionado e em seguida após a compressão da artéria ulnar e radial e posterior liberação da artéria ulnar e podemos ter os resultados abaixo:

- **Normal:** retorno da perfusão em menos de 7 segundos

- **Intermediário:** retorno da perfusão entre 7 e 15 segundos

- **Anormal:** retorno da perfusão após 15 segundos

- **Manobra modificada:** utiliza-se oxímetro ou doppler para avaliar retorno da perfusão após liberação da artéria ulnar. Alguns autores relatam que o oxímetro de pulso detecta fluxos mínimos e por essa razão, a manobra modificada não seria efetiva em detectar fluxo insuficiente pela artéria ulnar.

Quanto à monitorização, podemos utilizar todos os seguintes monitores:

1. **Cateter de artéria pulmonar** (Swan-Ganz)

   - As principais indicações para o uso do cateter de monitorização de artéria pulmonar são o choque hemodinâmico (cardiogênico ou misto) e a hipertensão pulmonar.

   - Outras indicações incluem outros tipos de choque hemodinâmico, valvopatia grave ou disfunção cardíaca com baixa fração de ejeção.

2. **Vigileo/EV1000**

   - Plataforma de monitorização minimamente invasiva que mede o débito cardíaco contínuo quando usada com o sensor Flo-Trac. O volume sistólico e a variação de volume sistólico também são medidos e exibidos no monitor Vigileo.

3. **Ecocardiografia transesofágica (ECOTE)**

- O ECOTE avalia precocemente disfunções da fração de ejeção no intraoperatório, além de ser mais precoce do que o ECG para detecção de IAM.

- Auxilia no manejo de fluidoterapia intraoperatória

- Diagnóstico de embolia aérea

- Avaliação de funcionamento das válvulas cardíacas

- Avaliação da aorta ascendente e ateromatose

4. **Cardioscopia continua**

- DII + AVF + V4/V5 é a melhor combinação de monitorização intraoperatória pois permite a avaliação correta do ritmo cardíaco (D2) e avaliação das paredes inferior e anterior do VE (AVF + V4/V5).

6. Quais são os determinantes do consumo e suprimento de oxigênio do miocárdio?

Os principais determinantes do consumo de oxigênio pelo miocárdio são:

- **Contratilidade:** o aumento do inotropismo cardíaco leva ao aumento do consumo de O_2.

- **Frequência cardíaca:** elevações na frequência cardíaca elevam o consumo de O_2.

- **Tensão na parede miocárdica:** também relacionada a um incremento no consumo de oxigênio, esta é diretamente proporcional a pressão arterial sistólica e ao raio do ventrículo esquerdo, e inversamente proporcional à espessura de sua parede.

O suprimento de oxigênio miocárdico relaciona-se ao teor arterial de oxigênio e, principalmente, ao fluxo sanguíneo coronariano, cuja regulação depende de 3 principais fatores:

- **Pressão de perfusão coronariana:** definida como diferença entre a pressão diastólica na raiz da aorta e a pressão diastólica final no ventrículo esquerdo. Diminuições da pressão diastólica da raiz da aorta, bem como elevações da pressão diastólica final no ventrículo esquerdo reduzem a perfusão coronariana.

- **Tempo de diástole:** a maior parte da perfusão coronariana ocorre durante a diástole. Assim, episódios de taquicardia podem diminuir a perfusão coronariana, devido à redução do tempo de diástole.

- **Resistência coronária:** representa o fator mais importante na regulação do fluxo coronário e é determinada primordialmente pelo diâmetro das arteríolas (vasos pré capilares). Os fatores que modulam a resistência coronariana são as regulações metabólica (relacionado ao metabolismo das células cardíacas, com quebra da molécula de ATP e liberação de substâncias com efeito sobre o calibre dos vasos), miogênica (canais iônicos sensíveis a variações da pressão arterial determinam vasoconstrição em quadros de hipertensão, evitando um aumento inadequado do fluxo na microcirculação), endotelial (liberação de substâncias com efeito vasomodulador) e neurohumoral (sistema nervoso simpático e parassimpático, bem como fatores hormonais circulantes).

7. A circulação extracorpórea (CEC) nesse caso usou pH-stat. O que é? Para que serve e quais benefícios? Qual a diferença com o alfa-stat? E o hematócrito? Qual o nível ideal durante a CEC?

As estratégias alfa-stat e pH-stat se referem ao manejo acidobásico durante diferentes temperaturas a que o paciente será submetido durante a circulação extracorpórea (CEC). Essas diferentes estratégias se baseiam no fato de que a solubilidade do CO_2 aumenta, a $PaCO_2$ reduz e o pH do paciente aumenta durante o resfriamento. Além disso, a curva de dissociação de oxi-hemoglobina será desviada para a esquerda devido a hipotermia, hipocarbia e alcalemia.

A estratégia alfa-stat não corrige os valores dos gases pela temperatura do paciente, permitindo que a $PaCO_2$ caia e o pH suba, resultando em hipocarbia e alcalemia. O gerenciamento dos gases sanguíneos α-stat preserva o acoplamento fluxo-metabolismo do fluxo sanguíneo cerebral, de forma que as diminuições induzidas pela hipotermia na taxa metabólica sejam acompanhadas por diminuições proporcionais no fluxo sanguíneo cerebral. As vantagens dessa estratégia incluem a teórica preservação da autorregulação cerebral e proteção cerebral, além de melhor manutenção da função miocárdica.

A estratégia pH-stat corrige os valores dos gases pela temperatura para pH de 7,40 e $PaCO_2$ de 40 durante a hipotermia. Dessa forma, o *sweep* de gás é reduzido para aumentar a $PaCO_2$ e, se necessário, pode ser adicionado CO_2 através de um ramo inspiratório. A vantagem dessa técnica é aumentar o transporte de O_2 para o cérebro pois não há o desvio da curva de dissociação para a esquerda. Em pacientes neonatos cianóticos, talvez seja uma estratégia mais interessante por permitir melhor suprimento de oxigênio cerebral.

Não há evidências suficientes na literatura até o momento que suportem uma estratégia sobre a outra com melhores desfechos clínicos bem estabelecidos e que sejam estatisticamente relevantes. Contudo, muitas clínicas utilizam o método alfa-stat para adultos e pH-stat para neonatos com doenças cianóticas, enquanto que outras clínicas utilizam método misto de pH-stat durante o resfriamento e alfa-stat durante a manutenção e reaquecimento do paciente.

O nível adequado de hematócrito durante a CEC deve ser individualizado para cada paciente, levando em consideração diversos fatores como hematócrito prévio, *status* clínicos macro e micro-hemodinâmicos do paciente, idade, comorbidades, incapacidade de hemoconcentração por ultrafiltração, ausência de *blood salvage*. De uma maneira geral, é razoável pensar em transfundir concentrado de hemácias quando o hematócrito (Ht) estiver abaixo de 22% durante a CEC, assim como é razoável não transfundir quando o Ht estiver acima de 30%.

8. Um dos maiores problemas das cirurgias cardíacas com CEC é a coagulopatia. Quais são os mecanismos dessa coagulopatia? Quais são os monitores e tratamentos para essa patologia? O que é tromboelastograma e como funciona?

A coagulopatia causada pela CEC é de causa multifatorial e envolve a hemodiluição decorrente dos fluidos utilizados na CEC, a ativação da via extrínseca da cascata de coagulação (via ativação do fator tecidual), bem como da via intrínseca (por contato com componentes do circuito), o sangramento operatório e a presença residual de heparina. Como consequência desses eventos, pode haver hiperfibrinólise, plaquetopenia, disfunção plaquetária, redução do fibrinogênio, bem como de outros fatores de coagulação. Além disso, o insulto cirúrgico causa um estado inflamatório, com liberação de citocinas, interleucinas e fator de necrose tumoral, o que também favorece a ocorrência de distúrbios da coagulação.

Para monitorizar a coagulopatia, podemos lançar mão dos testes convencionais, como contagem de plaquetas, tempo de protrombina, tempo de tromboplastina parcial ativada, dosagem de fibrinogênio e de produtos de degradação da fibrina, e dos testes *point of care*, como a tromboelastografia (TEG), o Sonoclot e a tromboelastometria rotatória (ROTEM).

Os tratamentos podem incluir diversas medidas, a depender das características encontradas em cada caso, e podem incluir antifibrinolíticos, protamina, plasma fresco congelado, concentrado de complexo protrombínico, crioprecipitado, fibrinogênio e concentrado de plaquetas. Além dessas medidas, podemos considerar a administração de desmopressina, em casos de deficiência de fator de von Willebrand, deficiência de fator VIII, cirrose ou outras causas de disfunção plaquetária. Deve-se atentar para correção de fatores

que possam contribuir para coagulopatias, como acidose, hipotermia e hipocalcemia, bem como administrar concentrado de hemácias quando necessário (limite inferior de hemoglobina de 6g/dL durante a CEC e 6 a 7g/dL após a CEC). A otimização da hemostasia cirúrgica também deve ser considerada.

O tromboelastograma (TEG) é um dispositivo de monitorização das propriedades viscoelásticas do sangue total, que permite uma avaliação *point of care* da coagulação, a partir de uma amostra de sangue do paciente. Esse teste fornece informações sobre o processo de formação do coágulo e sua estabilidade, possibilitando o diagnóstico de alterações associadas a deficiências de plaquetas, fibrinogênio ou de outros fatores de coagulação, bem como de condições como hiperfibrinólise ou presença de heparinização residual.

9. Quais são as vantagens e desvantagens da revasculariazação do miocárdio (RM) com ou sem CEC? Quais são as alterações causadas pela CEC?

A revascularização do miocárdio pode ser desempenhada pela técnica convencional utilizando a circulação extracorpórea e também pela técnica sem a utilização da CEC. Em geral, opta-se pela realização da abordagem tradicional devido aos melhores resultados a longo prazo, porém pode-se utilizar a técnica *off-pump* (sem CEC) quando o paciente possui alto risco de acidente vascular encefálico (AVE) ou contraindicação à canulação da CEC por doenças da aorta (ateromatose ou calcificação extensa).

As vantagens do uso da CEC na RM são a maior qualidade dos enxertos e do maior número de enxertos a serem realizados, menores taxas de reabordagem dos enxertos, maior patência dos enxertos e maior sobrevida cardiovascular a longo prazo. As vantagens da abordagem sem CEC são o menor requerimento de transfusões sanguíneas, menores taxas de infecção respiratória e menores taxas de arritmias. Contudo, é uma técnica mais difícil de ser realizada e necessita de expertise do cirurgião cardíaco já que o coração está batendo, além de sempre existir um risco teórico de necessidade de conversão de urgência para a abordagem com CEC.

Fatores que geralmente indicam o uso da CEC incluem instabilidade hemodinâmica, dificuldade anatômica, insuficiência cardíaca descompensada, cirurgião com pouco treinamento. A artéria mais favorável para a realização da anastomose sem necessidade de *bypass* é a artéria coronária descendente anterior (DA), seguido pela coronária direita.

10. O que são, como funcionam e quais são as indicações do balão intra-aórtico e da ECMO na saída de CEC?

O balão intra-aórtico é um dispositivo de assistência circulatória, mecânica, que pode ser utilizado em indivíduos em choque cardiogênico refratário. Seu funcionamento, indicações e contraindicações estão descritos a seguir:

- **Funcionamento:** o intuito do balão é aumentar o suprimento de oxigênio durante a diástole e reduzir a demanda durante a sístole. O balão é insuflado durante a diástole para aumentar a pressão diastólica e o enchimento coronariano. O balão é insuflado imediatamente após o fechamento da valva aórtica (nó dicrótico do traçado arterial). O balão é desinsuflado logo antes da próxima sístole para reduzir o consumo miocárdico por redução de pós carga. Os gatilhos do balão são a onda T do ECG e o nó dicrótico da PAi indicando o fechamento da valva aórtica. A insuflação do balão pode ser regulada para ser 1:1 até 1:3. O funcionamento normal gera uma onda diastólica assistida maior do que a onda sistólica prévia. A onda sistólica assistida é menor do que a onda sistólica não assistida.

- **Complicações:** incluem isquemia de extremidades, dissecção aórtica, oclusão renal, infarto mesentérico e esplênico, trombocitopenia, infecção, embolia gasosa, sangramento retroperitoneal, fístula AV (artério-venosa).

- **Localização:** o balão intra-aórtico deve estar localizado entre a saída da artéria subclávia esquerda e a emergência das artérias renais.

- **Limitação:** a principal desvantagem é o limitado suporte hemodinâmico de 0,5 a 1,0L por minuto.

- **Indicações:** Falência de bomba e isquemia miocárdica não responsivas ao suporte farmacológico otimizado, Paciente que não consegue sair de CEC sozinho. Outra indicação é o paciente com doença coronariana muito importante com indicação de suporte para aumentar a perfusão coronariana (exemplo: paciente com lesão de DA muito sintomático que necessita de suporte antes da cirurgia). Pode ser uma ponte para o transplante cardíaco.

- **Contraindicações:** Insuficiência aórtica, dissecção aórtica, aneurisma aórtico, coagulopatia grave, câncer metastático.

A ECMO (oxigenação por membrana extracorpórea) é uma modalidade terapêutica de suporte de vida utilizada em casos de disfunção pulmonar e/ou cardiocirculatória, graves e refratárias. Seu funcionamento, indicações e contraindicações estão descritos a seguir.

- **Funcionamento:** o sangue venoso é drenado de grandes leitos venosos como o átrio direito e devolvido para um leito arterial como a aorta via artéria femoral (ECMO venoarterial) após passar por circuitos compostos de uma bomba, oxigenador e aquecedor. A ECMO-VA pode fornecer um suporte circulatório de até 4L/min, embora não consiga reduzir a pós-carga do ventrículo esquerdo.

- **Indicações:** a ECMO pode ser utilizada para suporte cardiocirculatório e/ou respiratório em pacientes críticos com instabilidade clínica refratária. No contexto da saída de CEC em cirurgias cardíacas, a maioria das ECMOs serão para suporte cardiocirculatório e, portanto, venoarteriais. No caso da saída de CEC, outras medidas já devem ter sido tomadas como otimização da volemia e das drogas vasoativas, correção de distúrbios hidroeletrolíticos, hipotermia e de coagulopatias. A ECMO também pode ser utilizada como ponte para transplante cardíaco.

- **Contraindicações**: doenças graves da aorta como dissecção ou insuficiência grave de aorta, acesso vascular limitado, doença arterial periférica grave, doença irreversível, sepse, coagulopatia, idade avançada.

Referências Bibliográficas

1. Sarwar MF, Searles BE, Stone ME, Shore-Lesserson L. Anesthesia for Cardiac Surgical Procedures. Em: Gropper MA, Cohen NH, Eriksson LI et al. Miller's anesthesia. 9 ed. Philadelphia: Elsevier, 2020:1717-814.

2. Auler Jr JOC, Vane MF. Anestesia em Cirurgia Cardíaca de Adultos. Em: Manica J. Anestesiologia. 4. ed. Porto Alegre: Artmed, 2018:927-53.

3. Bartoszko J, Karkouti K. Managing the coagulopathy associated with cardiopulmonary bypass. J Thromb Haemost, 2021;19:617-32.

4. Cesena FHY, Chagas ACP. A circulação coronária na hipertensão arterial sistêmica e na insuficiência cardíaca consequente. Rev Bras Hipertens, 2001;8:431-39.

5. Auler Jr JOC. Isquemia miocárdica transoperatória. Rev Bras Anestesiol, 1988;38:205-14.

6. Heward SJ, Widrich J. Coronary Perfusion Pressure. [Updated 2023 Mar 16]. In: StatPearls [Internet]. Treasure Island (FL): StatPearls Publishing; 2023 Jan-. Available from: https://www.ncbi.nlm.nih.gov/books/NBK551531/.

7. Melo CS, Pereira CA, Garcia FS, Paiva TCN, Baccaglini WRC, et al. Código de nomenclatura de marcapassos e cardiodesfibriladores. Relampa, 2011;24:271-6.

8. Maldonado Y, Skubas NJ, Yao FSF. Ischemic Heart Disease and Coronary Artery Bypass Grafting. Em: Yao FSF, Hemmings Jr HC, Malhotra V, Fong J. Anesthesiology, 9. ed. Philadelphia: Wolters Kluwer, 2021: 90-136.

9. Rong LQ, Kaushal M, Lichtman AD. Mechanical Circulatory Support. Em: Yao FSF, Hemmings Jr HC, Malhotra V, Fong J. Anesthesiology, 9. ed. Philadelphia: Wolters Kluwer, 2021: 137-150.

10. Fitzgerald MM, Ivascu NS. Valvular Heart Disease. Em: Yao FSF, Hemmings Jr HC, Malhotra V, Fong J. Anesthesiology. 9. ed. Philadelphia: Wolters Kluwer, 2021: 151-79.

11. Cheng A, Yao FSF. Pacemakers, Implantable Cardioverter-Defibrillators and Cardiac Resynchronization Therapy Devices. Em: Yao FSF, Hemmings Jr HC, Malhotra V, Fong J. Anesthesiology. 9. ed. Philadelphia: Wolters Kluwer, 2021: 180-200.

12. Chaves RCF, et al. Oxigenação por membrana extracorpórea: revisão da literatura. Rev Bras Ter Intensiva, 2019;31:410-24.

Anestesia para Cirurgia Torácica

14

Luiz Carlos Gabriele Sucupira
Domingos Dias Cicarelli

Caso Clínico

MCA, feminina, 62 anos, 51 kg, 160 cm, será submetida à pneumectomia direita por exclusão funcional do pulmão causada por sequela de tuberculose. A anestesia planejada inclui uma peridural torácica ao nível de T9, anestesia geral com intubação seletiva com tubo de duplo lúmen e ventilação monopulmonar.

1. Quais são os pontos mais importantes na avaliação pré-anestesica dessa paciente? Quais são as funções pulmonares que indicam aumento do risco de morbi-mortalidade?

A avaliação pré-anestésica de pacientes que serão submetidos a cirurgia torácica requer cuidados especiais, a fim de planejar a abordagem anestésica mais adequada.

Iniciando pela história clínica, é importante considerar que pacientes fumantes podem apresentar bronquite crônica e enfisema. Esse conhecimento é relevante para reduzir complicações pós-operatórias. Além disso, a tolerância ao exercício deve ser avaliada para estimar a reserva cardiopulmonar do paciente.

Durante o exame físico, a observação da frequência e padrão respiratório pode fornecer uma ideia da reserva respiratória do paciente. Alterações na ausculta pulmonar podem indicar anormalidades que devem ser abordadas no pré-operatório. O baqueteamento digital, caracterizado pelo aumento do volume das falanges dos dedos, pode ser encontrado em pacientes com hipoxemia crônica. Além disso, a tolerância à posição supina deve ser avaliada, pois pode indicar insuficiência cardíaca, obstrução das vias aéreas ou presença de uma massa mediastinal.

Exames laboratoriais também são solicitados nessa avaliação. O hemograma pode revelar policitemia devido ao tabagismo prolongado e à hipóxia, ou leucocitose, indicando presença de infecção.

O ECG desempenha um papel importante, podendo revelar alterações isquêmicas que exigem investigação adicional. Além disso, desvio do eixo do QRS para a direita, onda "P" bifásica com primeiro componente da onda predominante (onda P *pulmonale*), sinais de hipertrofia ventricular direita e bloqueio de ramo direito completo ou incompleto, podem ser indicadores de hipertensão pulmonar.

Radiografia de tórax e tomografia podem mostrar alterações que influenciarão diretamente o manejo anestésico. Desvios da traqueia e massas mediastinais podem dificultar a intubação e ventilação do paciente. A presença de derrame pleural indica insuficiência cardíaca, o que pode requerer monitoramento adicional e precauções com o uso de drogas cardiodepressoras.

Em relação à avaliação da função pulmonar, uma gasometria arterial com níveis de CO_2 superiores a 45 mmHg indica um risco aumentado de complicações pós-operatórias.

Valores de CVF (capacidade vital forçada) inferiores a 50%, VEF1 (volume expiratório forçado no primeiro segundo) inferiores a 2 L ou relação VEF1/CVF inferior a 50% sugerem maior incidência de complicações pulmonares pós-operatórias.

Podemos exemplificar na tabela abaixo alguns limites aceitáveis na prova de função pulmonar de acordo com a quantidade de tecido pulmonar a ser ressecado.

A medida da capacidade de difusão pulmonar para monóxido de carbono (DLCO) é outro teste importante para avaliar a função pulmonar. Valores inferiores a 50-60% do esperado para o paciente indicam a necessidade de investigação adicional antes de submeter-se a uma ressecção pulmonar.

Destacam-se como fatores que aumentam a morbimortalidade os seguintes critérios: $PaCO_2$ > 45 mmHg; PaO_2 < 60 mmHg em ar ambiente; incapacidade de caminhar 600 metros; incapacidade de subir dois lances de escada; incapacidade de atingir um consumo de oxigênio de 7,5 mL/kg/min; VEF1 < 30% do valor predito para o paciente; pressão arterial pulmonar > 35 mmHg.

Pacientes que serão submetidos a uma ressecção pulmonar podem desenvolver hipertensão pulmonar. Portanto, é necessário realizar uma cateterização da artéria pulmonar, utilizando um balão para ocluir o lado afetado. Se a pressão arterial pulmonar média for maior que 35 a 40 mmHg, houver um aumento da $PaCO_2$ para mais de 60 mmHg ou uma diminuição da PaO_2 para menos de 45 mmHg, o paciente é considerado inelegível para o procedimento

2. Como monitorar essa paciente? Há espaço para monitorização invasiva e ecotransesofágico e porque?

A ventilação monopulmonar pode desequilibrar a relação ventilação/perfusão. Portanto, é de extrema importância monitorizar constantemente a ventilação e a oxigenação.

Não há consenso quanto à necessidade de monitorização invasiva. No entanto, devido à cirurgia ser realizada em decúbito lateral, é recomendado monitorizar inicialmente o paciente na posição supina e, posteriormente, colocá-lo na posição ideal para a cirurgia. Portanto, a relação risco/benefício tende a favorecer a monitorização mais invasiva em mais pacientes.

A pressão arterial invasiva será de grande utilidade devido à necessidade de coleta de gasometrias e à ocorrência de hipotensão grave devido à compressão cardíaca ou de grandes vasos.

A pressão venosa central em decúbito lateral não é confiável, mas pode ser útil no pós-operatório devido à importância do manejo de fluidos.

	Normal	Pneumectomia	Lobectomia	Segmentectomia
VEF1	> 2,0 L	1,7-2,0 L	1,0-1,2 L	0,6-0,9 L
% VEF1	100%	55-65%	40-50%	> 40%

Além disso, muitas vezes um cateter central será necessário para a infusão de vasopressores.

Assim como a pressão venosa central, a pressão arterial pulmonar não seria confiável nessas situações. Além disso, não há consenso sobre a precisão da termodiluição na medição do débito cardíaco durante a ventilação monopulmonar.

O ecocardiograma transesofágico permite uma monitorização contínua da função cardíaca e da pré-carga. No entanto, no decúbito lateral, essas informações são difíceis de serem obtidas com precisão. Portanto, indicações potenciais para o seu uso seriam derrame pericárdico, tromboendarterectomia pulmonar, tumor cardíaco, transplante de pulmão, trauma torácico, embolia gasosa e cirurgias com instabilidade hemodinâmica.

3. Como deve ser o preparo pré-anestesico dessa paciente? E a indução e manutenção anestésicas? Discuta as vantagens e desvantagens da anestesia combinada, balanceada e venosa total nesse tipo de cirurgia.

O preparo pré-anestésico com medidas profiláticas como terapia broncodilatadora, hidratação e fisioterapia respiratória pode ser útil para reduzir a incidência de complicações pós-operatórias. Além disso, é importante recomendar ao paciente que pare de fumar. Infecções devem ser tratadas e a mobilização das secreções pulmonares pode ser melhorada através de educação e treinamento. Embora essas medidas tenham mostrado reduzir complicações respiratórias, é importante iniciá-las pelo menos 24 horas antes da cirurgia para obter a máxima eficácia.

A escolha e a dosagem do agente indutor devem ser influenciadas pela condição clínica do paciente e individualizadas. Os anestésicos inalatórios possuem várias propriedades desejadas para procedimentos torácicos. Eles reduzem a irritabilidade das vias aéreas e podem ser eliminados rapidamente, permitindo a extubação na sala de cirurgia. No entanto, em concentrações de 1

CAM, eles podem inibir o reflexo de vasoconstrição pulmonar hipóxica (VPH) em até 20%, reduzir a PaO_2, aumentando o shunt relacionado à inibição parcial da VPH.

A anestesia peridural apresenta vantagens, como a redução da pós-carga, melhora na função pulmonar, diminuição na incidência de tromboembolismo e supressão da resposta ao estresse. Entre as desvantagens, destacam-se o tempo necessário para o estabelecimento do bloqueio, o aumento da necessidade de fluidoterapia e a diminuição da pressão arterial associada ao bloqueio simpático. Além disso, os pacientes que recebem anestesia peridural apresentam menos complicações cardiovasculares e infecciosas devido ao menor tempo de intubação e ventilação mecânica, bem como a uma estadia mais curta na UTI.

4. Quais são as indicações de ventilação monopulmonar e como deve ser realizada? Qual tubo de duplo lúmen escolher, a direita ou esquerda e porque? Como saber que o tubo está bem locado e se não estiver, como resolver? Quais são as contra-indicações do tubo de duplo lúmen?

As indicações de ventilação monopulmonar podem sem agrupadas em indicações absolutas e relativas.

- **Absolutas:** Controle de secreções (infecção e hemoptise); Controle de ventilação (fístulas de grande débito, cistos pulmonares; Lavagem pulmonar (proteinose alveolar).
- **Relativas:** Facilidade cirúrgica (segmentectomia, lobectomia, pneumonectomias, artrodese via anterior, tumores intrapleurais e mediastinais e tumores de esôfago); Diminuição do trauma pulmonar (cirurgias com tórax aberto).

Para ser realizada a ventilação monopulmonar, na prática clínica atual, dispomos de 3 grupos de dispositivos que iremos discorrer melhor ao longo das próximas respostas, são eles: o tubo endobronquial de duplo lúmen (esquerdo ou direito), os bloqueadores brônquicos e o tubo de lúmen único em um brônquio principal.

Os tubos de duplo lúmen permitem o isolamento, ventilação seletiva e sucção intermitente de qualquer um dos pulmões. O dispositivo é formado por 2 tubos conectados lado a lado cada um contendo um balonete próprio, sendo o tubo mais curto a via traqueal (com orifício acima da carina) e o tubo mais longo a via bronquial (com orifício abaixo da carina, no brônquio fonte antes da decolagem de qualquer brônquio lobar). Uma vez devidamente encaixados, os balonetes são inflados e para obter a ventilação seletiva de um pulmão, o tubo contralateral deve ser pinçado. Por exemplo, no caso de um tubo esquerdo, o lúmen bronquial (geralmente da cor azul) ventila o pulmão esquerdo e o lúmen traqueal (geralmente da cor branca) ventila o pulmão direito ou ambos; assim, para ventilar o pulmão direito apenas, basta pinçar o tubo esquerdo/bronquial/azul. Porém, além de entender como o dispositivo funciona, devemos saber qual tipo (esquerdo ou direito) devemos indicar. Na prática clínica, os tubos esquerdos são mais comuns devido ao maior comprimento do brônquio principal esquerdo, o que facilita a inserção e diminui a margem de erro do posicionamento do tubo. Os tubos direitos necessitam de um posicionamento mais rigoroso, obrigatoriamente com fibroscópio, pois o brônquio fonte direito é mais curto e pode ocorrer facilmente a obstrução do brônquio de saída do lobo superior direito. Ademais, após o posicionamento do tubo direito, quando o paciente é manipulado diversas vezes se perde a posição inicial do tubo, necessitando de reposicionamento. Por este motivo utilizaremos na grande maioria das vezes o tubo esquerdo, restringindo o uso do tubo direito em situações que o tubo esquerdo prejudicará o campo cirúrgico ou o brônquio esquerdo mostra-se de difícil acesso como nos casos a seguir:

- Pneumonectomia esquerda;
- Anatomia distorcida da entrada do brônquio principal esquerdo (compressão externa ou intraluminal por tumor ou aneurismas de aorta torácica);
- Local da cirurgia que envolve o brônquio principal esquerdo (transplante de pulmão esquerdo, ruptura traqueobrônquica).

Após a inserção de um tubo duplo lúmen é necessário checar o correto posicionamento deste. No caso de um tubo esquerdo, tradicionalmente realiza-se a confirmação pela ausculta, inicialmente realiza o exame com ambos os balonetes insuflados, esperando ruídos bilaterais e simétricos – caso os sons estejam reduzidos à direita, deve-se atribuir que ambos os lúmens adentraram no brônquio fonte esquerdo e assim desinflar os balonetes, recuar o dispositivo até que ouçamos sons bilaterais; e em caso de sons reduzidos à esquerda atribuímos que os dispositivo adentrou o brônquio fonte direito, devemos então recuar até o meio da traqueia, girar a cabeça do paciente para a direita e avançar o tubo com rotação adicional em 90º para esquerda. Em seguida deve-se pinçar o lúmen traqueal e a ventilação deverá resultar em sons apenas no pulmão esquerdo – caso haja sons reduzidos à esquerda, atribuímos que a via bronquial adentrou no brônquio fonte direito, devendo então reposicionar o tubo desde o princípio; caso sons bilaterais apareçam é porque ambos os lúmens estão na traqueia, devemos então adentrar mais com o tubo até que os sons à direita desapareçam. Por último, pinçaremos o tubo bronquial esperando auscultar sons apenas no pulmão direito. Entretanto, apesar de o método auscultatório ser o tradicional para os tubos esquerdos, o padrão ouro de confirmação é por meio da fibroscopia, capaz de identificar mau posicionamento mesmo em situações em que a ausculta parece demonstrar um posicionamento adequado. Se o tubo esquerdo estiver posicionado de maneira ideal, a visão broncoscópica inicial do lúmen traqueal mostra o balão brônquico azul inflado logo após a carina no lado esquerdo sem herniação na traqueia. Em seguida, o broncoscópio é inserido no lúmen brônquico para garantir que o tubo brônquico não tenha avançado muito.

Isso é necessário porque a oclusão do brônquio do lobo superior esquerdo é um risco se o tubo migrar distalmente (por exemplo, durante o posicionamento do paciente).

Por fim, as contraindicações ao tubo de duplo lúmen englobam as contraindicações gerais para ventilação monopulmonar como paciente com doenças graves ou com ressecção pulmonar prévia que não toleram a ventilação monopulmonar. Além disso, os tubos de duplo lúmen podem não ser tecnicamente possíveis em paciente com distorções anatômicas como obstruções extra ou intraluminais ou em casos onde uma massa intraluminal possa ser desalojada durante sua inserção, causando obstrução mais distal das vias aéreas.

5. Quantos tipos de bloqueadores brônquicos existem? Quais as vantagens e desvantagens desse instrumento?

Atualmente, vários métodos são utilizados para conseguir o bloqueio da região interessada do pulmão. A escolha da técnica adequada depende de fatores como a natureza cirúrgica, doença pulmonar prévia, morfologia das vias aéreas e experiência do anestesiologista. Além dos tubos de duplo lúmen e dos tubos de lúmen simples, existe um conjunto de dispositivos chamados bloqueadores brônquicos, os quais promovem a ventilação monopulmonar após sua locação às cegas ou por fibroscopia no brônquio desejado, após a intubação traqueal convencional.

As principais vantagens dos bloqueadores brônquicos em comparação ao tubo duplo lúmen são: a maior facilidade na seleção do tamanho a ser utilizado, pode ser realizado um bloqueio lobar seletivo em pacientes que não toleram o bloqueio inteiro de um pulmão, é possível manter a ventilação enquanto se insere o dispositivo, maior facilidade em ser colocado em crianças e em paciente com via aérea difícil, menor incidência de dor de garganta e ruptura de via aérea. Já as desvantagens dos bloqueadores brônquicos incluem:

maior dificuldade e tempo para posicionamento, obrigatoriedade do broncoscópio para um adequado posicionamento, o isolamento pulmonar direito é limitado, a broncoscopia no pulmão isolado não é possível, é difícil alternar a ventilação seletiva para cada um dos pulmões, a aspiração de secreções copiosas pode não ser tão efetiva.

Antigamente, os cateteres de Fogarty, que eram usados para embolectomia vascular, foram utilizados para realizar bloqueio brônquico. Entretanto, devido o balão ser de alta pressão e baixo volume e por não haver lúmen que permita a saída de gás do pulmão bloqueado, esse dispositivo não é mais utilizado na pratica clinica atual para a separação dos pulmões.

A seguir, comentaremos sobre os principais tipos de bloqueadores brônquicos existentes no mercado.

O Bloqueador de Magil, um dos primeiros bloqueadores utilizados, consiste em uma haste com balão na sua extremidade o qual, através da broncoscopia, é colocado no brônquio a ser bloqueado. O grande problema desta técnica era a facilidade com que o bloqueador se deslocava de seu local de inserção para a luz traqueal devido manobras cirúrgicas ou por hiperinsuflação. Assim, Thompson recobriu o balonete inflável com uma gaze para evitar o deslizamento.

O tubo Univent é um dispositivo constituído de um tubo endotraqueal (TET) de lúmen único com um bloqueador endobrônquico móvel que fica alojado em um pequeno canal furado na parede do tubo. A técnica de inserção consiste em realizar uma intubação traqueal convencional e após, manipular o bloqueador brônquico ao local de interesse, sendo guiado por fibroscopia. Uma das vantagens deste dispositivo é que o balão apresenta alto volume e baixa pressão, além de possuir uma angulação para permitir o direcionamento externo para dentro do brônquio desejado, mediante visão direta por broncoscópio de fibra óptica. Ademais, possui a vantagem de por ser constituído de um tubo de lúmen único, não necessitar de troca após o fim do procedimento.

Outro dispositivo mais recente é o bloqueador endobrônquico Arndt, o qual consiste em um cateter com lúmen que permite sucção ou insuflação, possui um balão na extremidade distal e uma alça de fio de nylon na sua ponta. A técnica de inserção consiste em utilizar um broncoscópio inserido através da alça do laço na extremidade do bloqueador, em seguida, são inseridos juntos o (bloqueador e o broncoscópio) até o brônquio desejado. O posicionamento e a oclusão brônquica são confirmados pela própria utilização da fibroscopia.

O Bloqueador brônquico Cohen Flexitip é um dispositivo inserido através de um tubo endotraqueal de lúmen único com o auxílio de um broncoscópio. A ponta do Bloqueador Cohen pode ser desviado para a direita ou para a esquerda girando uma roda na extremidade proximal do dispositivo, direcionando assim o bloqueador ao local desejado.

Por fim, o Rusch EZ-Blocker é um dispositivo em formato de "Y" que possui dois bloqueadores. Sob orientação de um fibroscópio, a conexão Y entre os dois bloqueadores é alocada na carina, mantendo assim um bloqueador em cada brônquio principal. Este bloqueador pode ser utilizado para cirurgia bilateral sem necessidade de reposicionamento.

6. Como monitorar a ventilação e a oxigenação de forma não invasiva durante a cirurgia e como esses monitores funcionam?

A monitorização durante procedimentos de cirurgia torácica deve basear-se na complexidade do procedimento e nas condições clínicas do paciente. No que tange a monitorização da oxigenação e da ventilação neste grupo de pacientes, dispomos de alguns parâmetros que valem a pena serem observados e avaliados, são eles: a oximetria de pulso, gasometria arterial, capnografia, pressões nas vias aéreas e volumes respiratórios.

A oximetria de pulso faz parte da monitorização básica de um procedimento anestésico, este dispositivo mede a fração da oxi-hemoglobina em relação à hemoglobina reduzida de maneira não invasiva e contínua, ou seja, serve como maneira de estimar o grau de oxigenação do sangue arterial. O oxímetro de pulso funciona emitindo geralmente dois feixes de luz com comprimento de onda de 660 nm e 940 nm e as frações desses feixes que não foram absorvidas pelos tecidos são captadas por um sensor. Entretanto, o método padrão ouro para avaliar a monitorização da oxigenação arterial, consiste em avaliação laboratorial da gasometria arterial.

A capnografia é a representação gráfica, em forma de onda, da concentração de gás carbônico ao longo do tempo e a capnometria é a sua medida pontual, geralmente obtida ao final da expiração. Atualmente, dispomos de duas técnicas para amostragem de CO_2, o sistema *mainstream* (todo o gás exalado é analisado) e o sistema *sidestream* (sistema aspira uma amostra do gás exalado) e a mensuração do CO_2 é realizada por espectrometria por luz infravermelha. A utilidade da capnografia e capnometria consiste em confirmar o posicionamento do tubo traqueal na via aérea, avaliar a integridade do circuito de ventilação, estimar a adequação do débito cardíaco, identificar distúrbios na mecânica ventilatória (broncoespasmo) e ajustar parâmetros de ventilação mecânica.

Por fim, devemos monitorizar a mecânica ventilatória por meio do próprio aparelho de anestesia, o qual possui atualmente sensores de fluxo e pressão que fornecem dados ao ventilador mecânico e a partir destes dados podemos, além de avaliar as próprias pressões exercidas no pulmão e nas vias aéreas, derivar índices como volumes, complacência e resistência.

- **Pressão de pico:** reflete a pressão máxima exercida na via aérea do paciente logo antes do fim do fluxo inspiratório, mede a resistência ao fluxo nas vias aéreas, ou seja, quanto maior a resistência ao fluxo, maior a pressão de pico. Situações comuns que cursam com elevação da pressão de pico podem refletir tanto alterações clínicas do paciente (broncoespasmo) como podem refletir alterações dos dispositivos (secreção obstruindo o tubo endotraqueal, dobramentos no tubo ou no circuito de anestesia).

- **Pressão de platô:** reflete a pressão de distensão alveolar no estado de equilíbrio, logo antes da abertura da válvula expiratória. Serve como parâmetro para avaliar a pressão de retração elástica do sistema respiratório e é influenciada por situações que reduzam a complacência do sistema respiratório ou por situações que provoquem auto-PEEP. Níveis elevados, acima de 30 cmH_2O estão associados com o desenvolvimento de barotrauma e a lesão pulmonar ligada à ventilação mecânica.

- **Complacência pulmonar:** é definida como a relação entre variação de volume corrente e a variação de pressão. É separada em complacência estática (Volume corrente / (Pressão de platô – PEEP)) e complacência dinâmica (Volume corrente / (Pressão de pico – PEEP)). É uma medida da capacidade de distensão pulmonar. Situações que reduzem a complacência pulmonar são: consolidações, edema pulmonar, atelectasias, doença intersticial.

- **Resistência das vias aéreas:** calculada pela seguinte formula: (Pressão de Pico – Pressão de Platô) / Fluxo inspiratório. Reflete o conjunto de forças que se opõe à deformidade do pulmão e da caixa torácica durante a insuflação.

7. *A paciente foi colocada em decúbito lateral esquerdo. Descreva os efeitos desse posicionamento no fluxo sanguíneo pulmonar e na respiração. O que é vasoconstricção pulmonar hipóxica (VPH)? Quais são os efeitos dos anestésicos na VPH e suas consequências clínicas?*

O posicionamento em decúbito lateral gera diversas interferências na fisiologia respiratória, alterando tanto a perfusão pulmonar quanto a ventilação. Entretanto, estas alterações podem variar caso a caso (tórax aberto × fechado; respiração espontânea × controlada).

Em paciente com respiração espontânea, devido ao efeito gravitacional no pulmão dependente, ocorre um aumento da perfusão deste em comparação com o pulmão não dependente. Quanto a ventilação, o pulmão dependente sofre compressões externas parciais do mediastino e abdome, fazendo com que este pulmão trabalhe na faixa mediana da curva de complacência pulmonar, adequada para boa ventilação; já o pulmão não dependente, livre de compressões externas, trabalha na faixa superior de complacência, inadequada à ventilação.

Em pacientes submetidos à anestesia geral com tórax fechado, a perfusão pulmonar permanece a mesma descrita acima. Porém, ocorre grande alteração na dinâmica ventilatória, devido ao relaxamento das vísceras e queda do mediastino sobre o pulmão dependente, as compressões tornam-se maiores, fazendo com que o pulmão dependente trabalhe na faixa inferior de complacência, também inadequada à boa ventilação; já o pulmão não dependente sofre compressão parcial do abdome trabalhando na faixa de complacência otimizada. Assim, resultam em maior efeito espaço morto no pulmão não dependente e efeito shunt no pulmão dependente.

Ainda no cenário do paciente anestesiado, porém agora com o tórax aberto, as relações são semelhantes, porém mais intensificadas. A perfusão permanece igual e ocorre piora do espaço morto no pulmão não dependente pois com a abertura do tórax este terá maior ventilação.

Por último, temos o cenário do caso em questão, no qual estamos submetendo o paciente em decúbito lateral a ventilação monopulmonar. A perfusão é direcionada para o pulmão ventilado tanto pela gravidade quanto pela vasoconstrição pulmonar hipóxica (VPH), porém ocorre grave risco de hipóxia, pois mesmo com esses mecanismos protetores ainda é mantido certo grau de *shunt* pulmonar.

A VPH é um mecanismo adaptativo que ocorre nos pulmões para adequar o balanço entre ventilação e perfusão, modulando o fluxo sanguíneo para regiões hipóxicas dos pulmões. Em outras palavras, quando uma certa área não está sendo adequadamente ventilada ocorre um grau de vasoconstrição nesta região, evitando um alto fluxo sanguíneo para regiões de inadequada troca gasosa e direcionando o fluxo para regiões mais bem ventiladas, reduzindo assim o grau de *shunt* na área de hipóxia. Em procedimentos de ventilação monopulmonar, este é um mecanismo de extrema importância, estima-se que a VPH reduza o fluxo de *shunt* em cerca de 40 a 50% durante a ventilação monopulmonar, minimizando o grau de hipoxemia nos procedimentos que a necessitam.

Durante a anestesia alguns fatores podem reduzir a VPH, tais como a alcalose metabólica e respiratória, hipocapnia, hipotermia, aumento de pressão atrial esquerda, hemodiluição e a utilização de anestésico inalatório volátil em dose maior que 1 CAM. Esse efeito prejudicial dos anestésicos inalatórios de reduzir a VPH não ocorre quando se é realizada anestesia venosa total com propofol, dexmedetomidina e cetamina.

Entretanto, apesar de durante o intraoperatório a oxigenação ser mantida de forma mais adequada com a anestesia venosa total (AVT), os estudos não mostram diferenças significativas entre desfechos de mortalidade e complicações no pós-operatório quando são comparadas a anestesia venosa total versus a anestesia balanceada ou inalatória. Em uma revisão Cochrane de 2013 de 20 ensaios com 850 pacientes, o uso de uma técnica de AVT durante ventilação monopulmonar não afetou os resultados, em comparação com uma técnica de anestesia inalatória. Este resultado pode ser explicado em parte pelos efeitos anti-inflamatórios pulmonares dos anestésicos inalatórios.

8. Paciente cursa com hipoxemia durante o intraoperatório. Quais as possíveis causas e como tratar?

É difícil prever clinicamente ou por meio de escores a ocorrência de hipoxemia durante a ventilação monopulmonar. Variáveis já foram estudadas e as mais relacionadas com essa predição são perfusão relativa do pulmão operado e PaO_2 intraoperatória durante a ventilação bipulmonar. A ocorrência de hipóxia durante a ventilação monopulmonar está, então, relacionada a fatores como *shunt* residual no pulmão não ventilado, débito cardíaco e grau da vasoconstrição pulmonar.

Os princípios do manejo da ventilação monopulmonar são:

1. Atrasar o seu início até o posicionamento em decúbito lateral e a toracotomia com solicitação do cirurgião;

2. Confirmar o posicionamento do tubo ou do bloqueador brônquico após a intubação (fibroscopia é o padrão-ouro) e após o posicionamento final do paciente;

3. Usar FiO_2 mais alta se necessário até de 100%;

4. Usar PEEP e volume corrente de 4-6 mL/kg no pulmão dependente;

5. Monitorar continuamente a oxigenação e a ventilação, por meio de oxímetro e capnografia respectivamente, e as pressões das vias aéreas.

As medidas para contornar a hipoxemia durante a ventilação monopulmonar são baseadas em:

1. Melhorar a relação V/Q no pulmão dependente;

2. Aumentar a PaO_2 no pulmão não-dependente;

3. Diminuir o efeito *shunt* no pulmão não-dependente;

4. Aumentar o fluxo sanguíneo e a perfusão para o pulmão dependente.

Medidas de recrutamento alveolar devem ser tomadas logo após a intubação e confirmação do posicionamento, mas pode-se realizá-las durante a ventilação monopulmonar também. Essa manobra deve ser lenta e gradual para evitar complicações sendo que que ela pode cursar com redução do retorno venoso e profunda hipotensão. A ventilação deve ser realizada com 4-6 mL/kg pois altos volumes podem cursar com pneumotórax e barotrauma. A PEEP foi instituída como forma de melhorar a ventilação e evitar o atelectrauma. A aplicação de CPAP no pulmão não-dependente é contraindicada em cirurgias fechadas (videotoracoscopia ou robótica), porém pode ser usada em cirurgias abertas. O uso de 5 a 10 cmH_2O não interfere com o campo cirúrgico e aumenta a PaO_2 drasticamente. Pressões de 15 cmH_2O ou mais podem causar compressão da vasculatura do pulmão não-dependente com consequente aumento do fluxo ao pulmão dependente.

Exposto os príncipios da ventilação monopulmonar e do manejo da hipoxemia durante a ventilação monopulmonar, aqui vai um fluxograma como sugestão de estratégia para o manejo de tal condição baseado no caso (lembre-se que cada caso deve ser individualizado): Em primeiro lugar, sempre checar o posicionamento correto do tubo, seguindo com recrutamento alveolar do pulmão dependente com manutenção de uma PEEP um pouco mais elevada (5 a 10 cmH_2O). Se a hipoxemia persistir, lançamos mão do CPAP no pulmão não-dependente. Caso não haja melhora, é importante revisar o *status* hemodinâmico do paciente (redução no débito cardíaco? Aumento no efeito *shunt* pulmonar?). Se não houver melhora e não há problemas hemodinâmicos, é necessário lançar mão da ventilação intermitente com FiO_2 a 100% no pulmão não-dependente (seu benefício é maior no começo, reduzindo após o tempo de uso). Finalmente, se nenhuma dessas medidas foi suficiente, pode ser necessário o clampeamento da artéria pulmonar como tentativa de melhoras a relação V/Q (cuidado com infarto pulmonar e descompensação cardíaca por aumento do trabalho do VD).

9. *A cirurgia durou 5h com 500 mL de sangramento estimado. O anestesista repôs 4.000 mL de ringer lactato e 100 mL de albumina a 20% por causa do sangramento e hipotensão no intra-operatório. Paciente passou a cursar com queda gradual da saturação, apesar das manobras para corrigir a hipoxemia e que piorou ao final da cirurgia, impossibitando a extubação. O que ocorreu com essa paciente? Quais são os fatores de risco? Como tratar? Como ventilar essa paciente? E se não houver melhora há algum tratamento a ser implementado?*

Tendo em vista que a paciente pesa 51 kg e tem 1,60 m de altura, a reposição volêmica intraoperatória foi de 78 mL/kg de cristaloides e ainda houve reposição de coloides. Devido à agressividade da reposição volêmica e do provável *status* debilitado da paciente, pensamos mais em uma sobrecarga hídrica que cursou com um Edema Agudo de Pulmão. A paciente é idosa e debilitada, foi tratada com uma reposição volêmica agressiva e submetida a uma pneumectomia. A administração maior que 3L de cristaloides durante pneumectomias é um fator de risco isolado para lesão pulmonar no pós-operatório. Temos vários fatores de risco para tal complicação.

Tendo em vista a perda de 500 mL de sangue no intraoperatório, o manejo da hipotensão intraoperatória deveria ser feito com uso de vasopressores ou transfusão sanguínea ao invés de todo o volume administrado. Caso a hipoxemia persista, drogas inotrópicas poderiam ser efetivas no tratamento do caso.

Após o termino da cirurgia, a troca do tubo endotraqueal de duplo lúmen para o simples deve ser realizada, manobras de recrutamento alveolar devem ser implementadas na tentativa de alcançar a PEEP ideal. O tratamento do EAP baseia-se na oferta de pressão positiva nas vias aéreas, o que pode ser administrado com CPAP ou ventilação mecânica por pressão positiva. No nosso caso, é mais interessante mater a paciente intubada e sedada e encaminhar para a UTI. Pode ser administrada furosemida também, nesse caso devendo-se atentar para possíveis distúrbios hidroeletrolíticos.

Como comentaremos posteriormente, essa cirurgia também cursa com grande inflamação sistêmica, o que pode piorar esse quadro de edema pulmonar. Nesse caso, a restrição hídrica não mudaria o desfecho, mas pode ser interessante no controle dos distúrbios hidroeletrolíticos.

10. Quais são as complicações após pneumectomia? E após lobectomia?

Complicações pós-operatórias pós-toracotomias são caracterizadas em:

1. Cardiovasculares;
2. Pulmonares;
3. Neurológicas;
4. Outras, e algumas delas, exigem diagnóstico e manejo imediatos, tais quais: Pneumotórax, Edema Agudo de Pulmão, Torsão de um lobo pulmonar residual, Herniação cardíaca, Arritmias malignas e Hemorragias.

Herniação cardíaca: complicação rara, mas que pode levar à morte rapidamente, sendo uma situação emergencial. Mais comum após uma Pneumectomia direita quando há ressecção do pericárdio durante o intraoperatório (seja para melhorar o campo cirúrgico ou para garantir uma janela pericárdica como forma de tratar possíveis derrames). Está associada a mudanças de decúbito (do lateral para supino ou quando o pulmão operado é colocado em posição dependente) e a mudanças na pressão intrapleural devido à aspiração vigorosa do tubo endotraqueal ou tosse. Os sinais clínicos são: colapso cardiovascular agudo

e obstrução da veia cava superior (distenção das veias jugulares, rubor facial e edema). Exames podem mostrar alteração do eixo cardíaco ao ECG, abaulamento da silhueta cardíaca à radiografia e posicionamento atípico do cateter de artéria pulmonar à radiografia.

Alguns diagnósticos diferenciais são: pneumotórax hipertensivo, tamponamento cardíaco, arritmias, embolia pulmonar e hemorragia maciça.

O tratamento é claramente cirúrgico e emergencial, mas o paciente precisa ser estabilizado antes. Algumas medidas podem ser tomadas para tal:

1. Posicioná-lo lateralmente com o pulmão operado em posição não-dependente. Com sorte, essa medida pode retornar o coração à sua posição original, caso isso não ocorra, ao menos alivia a obstrução aortocaval, melhorando o débito cardíaco;
2. Reduzir o volume corrente e zerar a PEEP da ventilação mecânica, como forma de reduzir o desvio mediastinal;
3. Cessar a aspiração do tubo endotraqueal, caso esteja sendo realizado; e, caso nenhuma dessas medidas foi suficiente;
4. Injetar ar no hemitórax para realizar uma força opositora à herniação.

Arritmias: as supravenriculares são as mais comuns, sendo a Taquicardia a mais comum, seguida por Fibrilação atrial e Flutter Atrial. Alguns fatores de risco para essa complicação são: gênero masculino, idade avançada, história de insuficiência cardíaca congestiva, arritmias prévias e a cirurgia realizada (sendo pneumectomia a mais comum seguida por bilobectomia, lobectomia, esofagectomia e ressecção de tumor mediastinal).

O uso pós-operatório de bloqueadores dos canais de cálcio e beta-bloqueadores, assim como as estatinas são eficazes na prevenção de arritmias atriais, sendo que o tratamento deve buscar a causa base, sendo optado pela cardioversão em casos que cursem com instabilidade hemodinâmica.

Falência do Ventrículo Direito: Após uma ressecção pulmonar, há uma redução da área tranversal da vasculatura pulmonar o que causa aumentos na resistência vascular pulmonar e na pós-carga do ventrículo direito (VD). Além desse fato, podemos observar situações como hipercapnia, acidose e elevadas pressões de vias aéreas e o risco de falha de VD torna-se ainda mais aumentado. O aumento do volume do VD e a sua disfunção podem causar subsequente disfunção do VE que culmina em redução do débito cardíaco. Quanto ao manejo, deve-se ter cuidado com a expansão volêmica, tendo em vista que pode aumentar o estresse das paredes e piorar ainda mais a função do VD. Os objetivos do tratamento são:

1. Melhorar a função do VD (reduzindo a RVP, melhorando sua contratilidade e mantendo a perfusão coronariana);
2. Vasodilatadores pulmonares (Milrinone, PGI2, NO e Nitroglicerina). Ocasionalmente, pode-se usar a Dobutamina e aminas vasoativas em pacientes que estejam necessitando melhorar a contratilidade e diminuir a resistência vascular periférica respectivamente.

Outras complicações são:

1. *Shunt* intracardíaco que pode cursar com hipóxia, dessaturação e dispneia inexplicadas no pós-operatório. Pode ser diagnosticado com a Ecocardiografia transeofágica e tratado clínicamente inicialmente.
2. Hemorragias podem cursar com choque e outros sinais. São mais comumente devido ao deslizamento das ligaduras dos vasos pulmonares, mas também podem ocorrer por sangramento das artérias brônquicas e intercostais. Seu tratamento pode incluir uma drenagem torácica ou até uma reabordagem cirúrgica.

Pneumotórax: São complicações comuns que cursam com desconforto respiratório, redução dos murmúrios ventilatórios, aumento das pressões de via aérea, redução da complacência pulmonar e dessaturação. Em casos de pneumotórax hipertensivo, pode haver desvio da traqueia, hipotensão, ausência de incursões respiratórias, podendo ocorrer colapso cardiovascular. O tratamento é a drenagem torácica, fazendo-se necessário uma punção de alívio como primeira medida em casos de pneumotórax hipertensivo.

Torção pulmonar: É quando ocorre uma torção do pedículo broncovascular, cruzando com isquemia e possível infarto pulmonar. O lobo médio e a língula são os locais de maior risco após ressecções superiores direita ou esquerda respectivamente. Quando suspeito, deve-se realizar uma broncoscopia e, em seguida, cirurgia para corrigir.

Edema Pulmonar: Está associado ao desbalanço das forças de Frank-Starling, sendo comum após pneumectomias, reexpansão de um pulmão previamente atelectasiado, expansão volêmica vigorosa, disfunção cardíaca e outras causas.

No caso do edema pulmonar por reexpansão, ele tende a ser unilateral e ocorre logo após a sua expansão após um período atelectasiado. A expansão vigorosa está associada à lesão mecânica endotelial e aumento da reação inflamatória. Para evitar essa complicação, pode-se lançar mão de um recrutamento alveolar lento e gradual.

Já o edema pulmonar pós-pneumonectomia está associado a Síndrome de Resposta Inflamatória Sistêmica, e seu risco é aumentado quando se usa volumes correntes elevados, pressões de via aérea elevadas e ventilação mecânica prolongada. A restrição hídrica não muda desfecho nesse caso e seu tratamento é de suporte.

Outra complicação pulmonar é a Insuficiência respiratória pós-operatória que pode estar relacionada à quantidade de parênquima pulmonar ressecado.

As lesões nervosas que podem ocorrer são lesão dos nervos frênico e laríngeo recorrente, do plexo braquial e lesão espinhal. Devendo-se atentar para o posicionamento cirúrgico como forma de prevenção.

11. É importante o controle da dor nessa paciente no período pós-operatorio? Porque? Quais são as alternativas de tratamento?

Como comentado na questão anterior, o manejo da dor pós operatória é de suma importância não apenas para o conforto do paciente, mas também como forma de evitar ou minimizar os riscos de complicações pós-operatórias. A dor que segue a cirurgia é notável por sua intensidade e duração, permanecendo em níveis moderados a intensos durante toda a internação e pelo primeiro mês de pós-operatório.

Mesmo com um bom controle álgico, pode-se notar dor escapular ou no ombro em alguns pacientes. Tendo em vista que a maioria dos bloqueios analgésicos e anestésicos falham no nervo frênico, o qual mostra-se responsável pela origem desse estímulo devido a dor irradiada.

O mau controle álgico no pós-operatório aumenta as complicações respiratórias por diversos fatores:

1. Causa aumento da velocidade e diminuição da amplitude das incursões respiratórias, podendo causar atelectasia;

2. Reduz a qualidade da tosse, podendo acumular secreções que podem se tornar meio de cultura;

3. Fadiga respiratória.

O manejo da dor pós-operatória pode ser realizado desde antes da incisão cirúrgica. O uso da anestesia epidural contínua associado a fármacos sistêmicos (Dipirona, AINE's, opioides, Dexmedetomidina ou Clonidina e Cetamina), bombas de PCA epidural ou venosa, crioanalgesia, cateteres intrapleurais e bloqueios anestésicos (paravertebral ou do plano eretor da espinha).

Referências Bibliográficas

1. Ochroch EA, Weiss SJ. Thoracic Anesthesia. Em: Longnecker DE, Mackey SC, Newman MF, Sandberg WS, Zapol WM. Anesthesiology. 3. ed. New York: McGraw-Hill, 2018. E-book.

2. Slinger P, Campos JH. Anesthesia for Thoracic Surgery. Em: Gropper MA, Cohen NH, Eriksson LI et al. Miller's anesthesia. 9. ed. Philadelphia: Elsevier, 2020:1648-716.

3. Heck JR. Anestesia em Cirurgia Torácica. Em: Manica J. Anestesiologia. 4. ed. Porto Alegre: Artmed, 2018:902-15.

4. Ferez D. Ventilação monopulmonar. Em: Cangiani LM, Carmona MJC, Torres MLA e cols. Tratado de Anestesiologia da SAESP. 8. ed. São Paulo: Atheneu, 2017: 2593-606.

5. Busca PGC, Amaral Neto M. Anestesia para procedimentos diagnósticos torácicos. Em: Cangiani LM, Carmona MJC, Torres MLA e cols. Tratado de Anestesiologia da SAESP. 8. ed. São Paulo: Atheneu, 2017: 2607-12.

6. Ferez D. Anestesia para ressecção pulmonar e traqueal. Em: Cangiani LM, Carmona MJC, Torres MLA e cols. Tratado de Anestesiologia da SAESP. 8. ed. São Paulo: Atheneu, 2017: 2613-34.

7. Rossini RCCC. Anestesia para cirurgia de tumores de mediastino. Em: Cangiani LM, Carmona MJC, Torres MLA e cols. Tratado de Anestesiologia da SAESP. 8. ed. São Paulo: Atheneu, 2017: 2635-8.

Anestesia em Paciente Obstétrica Cardiopata

15

Fernando Nani

Caso Clínico

RFM, 38 anos, 163 cm, 82 kg, 2G, 1P, 0A, com gravidez gemelar de 33 semanas, deu entrada no hospital por história de dispneia aos esforços e ortopneia. Tem antecedente de estenose aórtica não operada. Foi realizado um ecocardiograma de urgência que revelou estenose aórtica grave por valva bicúspide com dilatação da aorta ascendente, área valvar de 0,96 cm², PSAP = 47 mmHg, FE = 52%. A paciente apresentava coagulograma normal, creatinina de 0,74 e hematócrito de 29%. Foi indicada cesariana de urgência por bradicardia fetal.

1. *Qual é a incidência de doença cardíaca na gravidez e a porcentagem de mortalidade associada à doença cardíaca materna? Quais classificações podem ajudar a predizer o risco cardíaco materno na gravidez?*

A incidência de cardiopatia na gestação é de cerca de 4% e é a principal causa de morte materna não obstétrica mundial. O risco cardíaco materno, entenda-se de complicações durante a gestação, pode ser predito pelas classificações da OMS, CARPREG II e ZAHARA; contudo vale lembrar que todas estas classificações foram validadas em populações específicas e apresentam imperfeições. A classificação ZAHARA, por exemplo, foi obtida para pacientes com cardiopatias congênitas. A classificação da OMS é a mais utilizada.

2. *Quais são as alterações cardiovasculares na gravidez? Quais são as alterações normais da gravidez no eletrocardiograma e no ecocardiograma?*

As alterações cardiovasculares na gravidez incluem um aumento de 30 a 50% do débito cardíaco (DC), principalmente pelo aumento da volemia (20 a 30%) e aumento da frequência cardíaca (FC) em 15 a 20%, redução da resistência vascular sistêmica (RVS) e pulmonar (RVP) em aproximadamente 30% em ambas e diminuição da pressão arterial média (PAM) em cerca de 5%.

Preditores de risco CARPREG II

Preditor	Pontos
Eventos cardíacos prévios ou arritmias	3
NYHA 3-4 ou cianose	3
Prótese valvar	3
Disfunção de VE com FE< 55%	2
Doença valvar de alto risco ou obstrução à saída do VE (área da valva aórtica < 1,5 cm², gradiente subaórtico > 30, regurgitação mitral grave ou moderada, estenose mitral < 2 cm²)	2
Hipertensão pulmonar ou RVSP > 49 mmHg	2
Aortopatia de alto risco	2
Doença arterial coronariana	2
Sem intervenção cardíaca prévia	1
Gestação tardia	1

Risco de evento cardíaco primário: escore 1 = 5%, escore 2 = 10%, escore 3 = 15%, escore 4 = 22%, escore > 4 = 41%. NYHA: classificação funcional da New York Heart Association; VE: ventrículo esquerdo; FE: fração de ejeção; RVSP: pressão sistólica do ventrículo direito.

Preditores de risco ZAHARA

Preditores	Pontos	Total de pontos	Risco
Arritmia prévia	1,5	0	2,9%
Classificação NYHA ≥ II	0,75	0,5-1,5	7,5%
Obstrução à saída de VE (gradiente de pico>50mmHg ou área valvar aórtica<1cm²)	2,5	1,51-2,5	17,5%
Uso de medicação para o coração antes da gestação	1,5	2,51-3,5	43,1%
Insuficiência mitral moderada/grave	0,75	> 3,51	70%
Insuficiência tricúspide moderada/grave	0,75		

NYHA: classificação funcional da New York Heart Association; VE: ventrículo esquerdo.

No eletrocardiograma, podemos observar discreto desvio do eixo elétrico para esquerda com inversão da onda T em DIII, V1, V2 e casualmente V3, onda Q proeminente nas paredes inferior e ântero-lateral e aumento da onda P e intervalo QT.

No ecocardiograma pode-se encontrar aumento das câmaras direitas em cerca de 20% e esquerdas em cerca de 12%, refluxo discreto das valvas Mitral e Tricúspide e aumento dos gradientes prévios a gestação. No termo, pode-se encontrar derrame pericárdico pequeno sem significância clínica.

3. Quais são os determinantes da oxigenação fetal? E os determinantes do fluxo sanguíneo uterino?

Os determinantes da oxigenação fetal são o gradiente PaO_2 materno-fetal, que determinará a transferência passiva de oxigênio da mãe para o feto, quantidade ou proporção de hemoglobina F que tem maior afinidade por carrear O_2 e pH sanguíneo materno e fetal, pois alteram a curva de dissociação das hemoglobinas A e F.

O fluxo uteroplacentário é determinado pela pressão arterial, com influências indiretas da compressão aorto-cava, bloqueio simpático e hipovolemia; catecolaminas, hiperventilação e o tônus uterino com seus efeitos diretos.

4. Qual o tipo de anestesia é o padrão-ouro nessa cirurgia? Quais são as contraindicações relativas e absolutas da anestesia neuroaxial?

Na cesariana, a anestesia de escolha é a raquianestesia. As contraindicações absolutas são: coagulopatia, infecção no local de punção, cirurgias em coluna que impeçam a abordagem neuroaxial, condições clínicas em que o bloqueio simpático súbito coloque a paciente em risco e recusa da paciente, contudo esta deve ser profundamente discutida com a paciente, pois na paciente obstétrica apresenta menor morbimortalidade. Como contraindicação relativa podemos citar: sepse, tatuagens no local de punção, doenças não infecciosas dermatológicas locais, doenças neurológicas não compensadas ou outras condições clínicas em que o bloqueio simpático súbito ou extenso possa trazer riscos às pacientes.

5. Caso indique anestesia neuroaxial, qual bloqueio pode ser feito? Peridural, raquianestesia ou duplo bloqueio? Quais as doses de cada droga e qual metâmero deve ser atingido para um bloqueio adequado?

Neste caso descrito, só haveria a possibilidade de realização de bloqueio sequencial (duplo bloqueio), para a diminuição do efeito de simpatólise súbita e/ou extensa. É indesejável na paciente em questão que este bloqueio alcance T4, pela abolição do mecanismo compensatório do débito cardíaco pelas fibras cardioaceleradoras, que são bloqueadas neste nível. Diante disto, os únicos bloqueios possíveis seriam o duplo bloqueio ou peridural, na técnica sequencial. O metâmero objetivado é T6. As medicações e doses sugeridas são:

- Duplo Bloqueio com Bupivacaína Hiperbárica 0,5% 5 mg + Fentanil 25 mcg ou Sufentanil 5 mcg + Morfina 80 mcg (no espaço subaracnóideo); e bolus adicionais de 3 a 5mL de Bupivacaína com Epinefrina 0,5% (pelo cateter peridural) reavaliados a cada 5 minutos

- Bloqueio Peridural com Bupivacaina c/ Epinefrina 0,5% 25 mg (5 ml) + Fentanil 50 a 100 mcg + morfina 1 a 2mg e bolus adicionais de 3 a 5 mL de Bupivacaína com Epinefrina 0,5% reavaliados a cada 5 minutos.

6. Caso indique anestesia geral, quais drogas devem ser usadas? Porque? Quais são os efeitos desses medicamentos sobre o sistema cardiovascular materno-fetal?

A indicação dos anestésicos a serem utilizados deve ter como princípio o menor efeito deletério materno-fetal possível. Logo, o anestésico ideal deveria ter baixo potencial cardiodepressor, permitir boas condições para laringoscopia com rápido início de ação, baixa passagem transplacentária, ausência de efeitos fetais e meia-vida curta materna e fetal. Como não temos nenhum anestésico que cumpra perfeitamente estes requisitos, devemos combiná-los para um melhor desfecho tendo em mente que a gestante é grupo de risco para hipoxemia, via aérea difícil não prevista, broncoaspiração e despertar intraoperatório.

Neste caso, os agentes indutores mais adequados devem enquadrar-se na condição clínica da paciente, com foco na classificação NYHA III e estenose aórtica grave, sem tolerância à vasodilatação ou queda da FC aguda. Por outro lado, picos hipertensivos podem ser extremamente deletérios pelo aumento da pós-carga e trabalho cardíaco, bem como o risco de ruptura de aorta por sua dilatação. Contudo, a técnica de intubação em sequência rápida faz-se mandatória pelos riscos associados à baixa reserva respiratória e de broncoaspiração. Dessa forma, os agentes indutores mais adequados seriam: Etomidato pelo menor potencial cardiodepressor ou associação de Propofol e Cetamina diminuindo-se as doses das duas drogas. Opioides de ação rápida como remifentanil e alfentanil permitem melhores condições de intubação em tempo mais curto, e o remifentanil com potencial menor de efeito deletério para o feto; contudo sua dose deve ser diminuída por possível diminuição da FC materna e instabilidade hemodinâmica. Em relação aos bloqueadores neuromusculares, há a opção de uso da succinilcolina ou rocurônio por permitirem condições similares de intubação orotraqueal em doses adequadas, sendo que a decisão final ficaria a cargo das contraindicações à succinilcolina ou pela impossibilidade de reversão imediata do rocurônio pela ausência de seu reversor ou mesmo porque o uso de tal reversor ainda é conflitante em anestesia obstétrica.

7. Qual deve ser a monitorização para essa paciente durante a cirurgia?

Idealmente a monitorização a ser utilizada, deve incluir a monitorização básica composta por eletrocardioscopia contínua e oximetria de pulso, com a substituição da PANI (Pressão Arterial Não Invasiva) por PAI (Pressão Arterial Invasiva). A PAI deve ser obtida antes do início da anestesia, pois é um dos momentos de maior possibilidade de instabilidade hemodinâmica. O cateter de Artéria Pulmonar teria boa indicação nesta paciente, desde que o anestesiologista apresente expertise para utilizá-lo e interpretá-lo. Outros métodos de monitoramento de débito cardíaco também seriam desejáveis, contudo poucos deles apresentam validação para gestantes, com exceção do Lidco. O uso da Ecocardiografia Transesofágica é desejável, mas dependeria da anestesia geral como técnica de escolha, e seria um método limitado, pois demandaria a manutenção da paciente intubada por um período maior no pós-operatório. O ecocardiograma transtorácico pode contribuir na avaliação, mas as alterações anatômicas da gestante devem ser levadas em conta, pois acarretam maior dificuldade técnica.

8. Quais são as implicações de uma gravidez gemelar? Quais são os cuidados nesse caso?

As principais implicações ocorrem, pois, neste tipo de gestação todas as alterações gravídicas fisiológicas chegam aos seus limites; principalmente para o sistema cardiovascular e respiratório. Os efeitos da compressão aorto-cava são mais pronunciados, há uma maior incidência de anemia e plaquetopenia gestacional, há maior risco de hipotensão intraparto, bem como de eventos hemorrágicos no período pós-parto.

Neste caso específico, a atenção às complicações discutidas nos itens anteriores deve-se intensificar, tendo em vista o aumento de riscos hemodinâmicos imediatos pela compressão aorto-cava e hemorrágicos na gestação gemelar. Como esta paciente já apresenta cardiopatia grave, o risco de hipotensão é bastante grande independente da técnica anestésica podendo levá-la ao colapso.

Doses altas de ocitocina também podem levar à instabilidade hemodinâmica, por ser droga vasodilatadora e arritmogênica. O maleato de ergotamina, como alternativa ao tratamento de hipotonia uterina, é relativamente contraindicado em cardiopatias graves pelo risco de hipertensão. Logo, o risco de hipotonia uterina e consequente sangramento causado por tal evento, torna-se desafiador nesta paciente pelas limitações impostas ao tratamento.

9. Caso opte por anestesia espinhal e a paciente evolua para anestesia espinhal total, como diagnosticar e como manejar essa situação?

O diagnóstico é basicamente feito por uma avaliação clínica imediata, objetivando-se excluir outras causas com semelhante quadro clínico. O aparecimento destes sinais tende a ser imediato ou precoce, contudo, há descrições de eventos mais tardios, em até 20 minutos; e estes casos podem ser confundidos com os estágios iniciais de embolia amniótica, intoxicação pelo anestésico local, reações alérgicas, entre outras causas.

O quadro clínico característico é de agitação, hipotensão grave, dispneia, impossibilidade de fala e perda da consciência. O manejo visa manter a oxigenação e a estabilidade hemodinâmica, com a oferta de oxigênio a 100%, deslocamento uterino, vasopressores e cristaloides. É necessário o suporte com ventilação por pressão positiva, preferencialmente por intubação orotraqueal e atenção especial deve ser dada neste momento pelo risco de broncoaspiração.

10. Caso a paciente apresente hipertensão arterial, o que é e como diagnosticar síndrome HELLP? Como tratar essa condição?

A síndrome HELLP (hemólise, enzimas hepáticas elevadas e plaquetopenia) classicamente é considerada uma progressão da pré-eclâmpsia grave, contudo questiona-se hoje em dia se não seriam doenças diferentes; tendo em vista a possibilidade de haver síndrome HELLP sem hipertensão.

O diagnóstico mais simples baseia-se na classificação de Tenesse:

1. Diagnóstico de hemólise:
   - Presença de esquizócitos em sangue periférico
   - Bilirrubina Total > 1,2 mg%
   - Desidrogenase Latica > 600 UI/L

2. Aumento de Enzimas Hepáticas: AST ≥ 70 UI/L

3. Plaquetas < 100.000/mm³

O tratamento deve ser basicamente o mesmo empregado na pré-eclâmpsia grave. Após a confirmação do diagnóstico, deve-se internar a paciente, realizar exames seriados para acompanhamento da evolução, controle pressórico com os anti-hipertensivos usuais (Metildopa, Hidralazina, Labetalol ou Nifedipina) e Sulfato de Magnésio se houver a presença da tríade clássica (cefaleia, escotomas e epigastralgia) com hipertensão.

Se o quadro clínico é progressivo a resolução da gestação deve ser indicada. Se a gestação estiver entre 24 e 34 semanas e o quadro for estável, pode-se utilizar corticoides para maturação pulmonar fetal com potencial benefício na melhora da plaquetopenia materna.

Referências Bibliográficas

1. Chestnut DH. Chestnut's Obstetric Anesthesia: Principles and Practice. 6. ed. Philadelphia: Elsevier, 2020.

2. Avila WS, Alexandre ERG, Castro ML, et al. Posicionamento da Sociedade Brasileira de Cardiologia para Gravidez e Planejamento Familiar na Mulher Portadora de Cardiopatia – 2020. Arq Bras Cardiol 2020; 114(5):849-942.

3. van Lieshout LCEW, Koek GH, Spaanderman MA, et al. Placenta derived factors involved in the pathogenesis of the liver in the syndrome of haemolysis, elevated liver enzymes and low platelets (HELLP): A review. Pregnancy Hypertens 2019;18:42-8.

4. Obstetric Anaesthetists' Association Guideline Initiative – High Regional Block Guideline https://www.oaa-anaes.ac.uk/assets/_managed/cms/files/Clinical%20Guidelines/HRB_Lancashire2_2017.pdf.